森實敏夫＋マーティン・ピータース

英語文献なんて怖くない！

スイスイ読むための18の技

中山書店

はじめに

　日本はいまだに，アメリカに次いで世界第2位の経済大国であるが，世界の経済全体に占める割合は年々低下しつつある．それに対して，中国，インドなどの経済規模が拡大し，世界における存在感を増している．最近は，"Japan passing" から "Japan nothing" とすらいわれている．経済における変化と同様のことが，医学の世界でも起きつつあるように思われてならない．たとえば，Annals of Internal Medicineでは，各号の重要な論文について，ウェブ上で，音声でまとめを聞くことができるようになっている．従来から英語によるサービスが行われていたが，最近中国語によるサービスが始まった．これがなにを意味するか？さまざまな要因があってそうなったのであろうが，日本の医療従事者の英語の能力が高いと評価されていると思いたい．

　日本国内で，医療システムにおける変革が少しずつ進められ，国民の医療に対する考え方の変化，高齢化に伴う医療費増大問題など，日本の医療従事者が内向きの対応を迫られている．外の世界で全体の枠組みが変わりつつあるのに，従来の前提で物事を考えることを続けていくわけにはいかない．

　英語は現在国際語であり，世界におけるコミュニケーションの手段である．日本での英語教育は以前から，不十分であることが指摘されてきた．中高6年間学んでも，英語で会話をすることもできないし，英語の文書を読むこともできないのが現実である．日本の世界における存在感が増した時点で，「これでいいんだ」という考えをもつ若者が増えたとしてもおかしくない．「英語は嫌いだから関係ない」という若者も，かなりの数存在する．医学部を卒業した者でも，英語の論文を読む力には差がある．医学の進歩が英語の世界で起きていることは否定できない事実であり，英語で論文を読みこなすことができないのは大きなハンディキャップになる可能性がある．EBMを実践するためには，英語の論文を読めることが必須であろう．

　本書は，EBMを前提とした，臨床医学の論文を読むためのノウハウを解説したものである．英語そのものに対する解説だけでなく，臨床研究で重要なポイントについても解説した．各項の最後には，その内容に関連したクイズを掲載した．遊びのつもりでトライしていただきたい．また，「Native's point of view」は英語での考え方を知る一つのきっかけとして読んでいただきたい．英語で論文を読みこなせるようになりたいと思う読者の期待に応えられればと願っている．

2008年3月
森實敏夫

Preface

The book you are about to dive into is a potpourri of learning opportunity. In the following chapters of this book, you are going to read and study multiple aspects of English as a tool for communicating ideas about scientific and medical research. This book, however, is not just about English; it is at its deepest level a book about how we can serve our society better by being better, more competent, more experienced medical professionals. One of the ways by which we become more competent and more experienced is by absorbing and understanding appropriate papers in the published literature of science and medicine, and, for better or for worse, the *lingua franca* of scientific communication at the beginning of the 21st century is without question English.

In this book you will read practical advice about how to understand *some* English words, phrases, and sentences about statistics, about research design, about the layout of a scientific paper, about abstracts, conclusions, and other parts of a scientific paper, about the internet and internet-based research tools such as PubMed, and about other aspects of communicating research ideas and results in the English language. We emphasize the word "some" because we do not pretend here to present *everything* there is to know about the English language as a scientific tool. This book is a potpourri; it is a sampling. Hopefully you will use it to achieve a meaningful increment in your ability to read, to understand, and to write scientific papers, never losing sight of the overriding goal to provide better health care to the people who are counting on you.

We hope that this book will help professionals to make the study and practice of scientific English a habit, best of all a *daily* habit. Daily contact with English is a reinforcing action, an action that solidifies and protects the gains one makes. Therefore, we suggest that you establish a regular daily study schedule. Of course, we know that the kaleidoscope of daily life will occasionally force you to forego your regular study time, but if you mark specific study times in your calendar of events, it will help you to keep as regular a schedule as possible.

Toshio Morizane
Martin Peters
March, 2008

CONTENTS

なぜ英語文献を読めるようになる必要があるか？ ……… 1

| 技1 | 英文の起承転結 ……… 7
| | クイズ1 ……… 11

| 技2 | 主語のない英語はない ……… 12
| | クイズ2 ……… 16

| 技3 | 冠詞によって意味が違う ……… 18
| | クイズ3 ……… 23

| 技4 | あいまいな表現 ……… 25
| | クイズ4 ……… 32

| 技5 | Evidence と Rationale ……… 34
| | クイズ5 ……… 39

| 技6 | Information と Knowledge ……… 41
| | クイズ6 ……… 47

| 技7 | 医学文献検索に必要な英語とは？ ……… 49
| | クイズ7 ……… 54

| 技8 | この文献は読むべきか？ ……… 55
| | クイズ8 ……… 60

| 技9 | 自分の知りたいことが書いてあるかどうかを
| | 探しながら読む ……… 61
| | クイズ9 ……… 70

| 技10 | Methods の重要性 ① ……… 71
| | Participants について
| | クイズ10 ……… 76

目次

技11 Methodsの重要性 ② 77
Sample size と Statistical methods について
クイズ11 82

技12 Resultsを読む ① 83
CONSORT を使う
クイズ12 89

技13 Resultsを読む ② 90
解析された人数，アウトカムと人数
クイズ13 95

技14 Resultsを読む ③ 97
補助的解析と有害事象
クイズ14 103

技15 Discussionを読む 104
クイズ15 111

技16 電子ファイルと辞書ソフトの利用 112
クイズ16 118

技17 インフルエンザ治療に関する
ランダム化比較試験の論文を読む 120
クイズ17 127

技18 文脈と論理的思考の重要性 128
クイズ18 136

クイズの答えと解説 137

索引 153

Native's point of view

How do you know whether a noun is countable or uncountable? 15

What does *clinical question* bring to mind? 22

What is the difference between the *number of participants*
and the *numbers of participants*? 31

How often do native English speakers use English dictionaries
when they read scientific papers? 38

What is the difference between *sample size* on the one hand
and *number of participants or number of subjects* on the other? 53

What do you think of *narrative-based medicine*? 59

Where do you find the most important message
in each paragraph for speed-reading? 69

How can we find clinically important papers among
the sea of papers, which unfortunately includes garbage papers? 75

How do you address the differences between American English
and British English? 88

What is the difference between *rationale* and *logical explanation*? 94

What does *outcome* generally mean? 102

There are structured abstracts, structured thinking, etc. 110

What is the difference between *guidance* and *guideline*? 117

Interpretation of a sentence may vary and can be individual. 126

The meaning of "to address something" is sometimes difficult for
the Japanese to understand. 135

なぜ英語文献を読めるようになる必要があるか？

　医学の知識と技術を活用して行われる健康の維持・増進のための活動，病気の予防のための活動，病気の人に提供される医療，いずれもそれぞれの国の文化的背景のなかに組み込まれている．文化的な背景とは，その国の経済，政治，気候，風土も含めたものである．医学の知識に基づいて，肝移植で救えることがわかっている患者がいても，経済が十分発達していない，医療設備が不十分な国や，法律が整備されていない国では，救うことはできない．したがって，実際に行われている医療は，先進国の間では類似している点が多いとしても，世界規模で見れば国によって異なるのは当然である．

　一方，医学知識についてはどうか．インターネットの発達で，医学知識の流通は格段に高速となり，学会などを介して，医療従事者の交流も盛んである．健康上の問題に対して，世界の医療従事者が一丸となって取り組むことさえ，可能である．そのためには，共通の言語が必要であり，現在それは英語である．また，ほとんどの医学上の新知見は米国とヨーロッパ，特に米国で生み出されている．米国の経済力，十分な研究費の獲得ができる優れた高等教育機関・研究機関，医療従事者の能力維持・向上のための制度と活動など，米国が世界の医学の中心であるための条件が備わっている．そのため，英語が共通語となるのは当然ともいえる．また，わが国の医学の進歩への貢献も，英語で発表されなければ，世界に認知されない．世界に影響を与えうる，わが国から生み出された医学知識は英語で発表されているのである．

　このように医学の新知見が英語で提供されているなかで，日本語を話す約1億2千万人がいる日本では「英語は嫌いだ」という人でも医療に従事することは可能である．しかし，医療の領域のさまざまな職能のなかで，英語文献を直接読める能力と，世界の最新の医療にどこまで近いかということには関連があるように思われてならない．医学知識を得る機会や方法は，さまざまであるが，自分で必要な情報を探し出し，読みこなし，知識にできることが理想である．最新の医学知識を得るためには，どうしても英語の壁を突破する必要がある．それは医療のどの職種でも同じである．

英語の力を身に付けることは，一朝一夕にはできない．外国語はもともと，少しずつ勉強し，勉強したらそれだけできるようになるものである．勉強しなければ，いつまで経ってもできるようにならない．自分の経験からも，また卒業直後の医師などを見ていても，ある医学の領域の文献を困難なく，ほぼ辞書なしで読めるようになるには，少なくとも6か月，人によっては2年くらいかかると思われる．すぐにできるようになるものではないので，1つの論文を読むのに時間がかかるからといって，あせる必要はないし，すぐに投げ出すこともよくない．

日本語では理解しにくい英語の表現

同じことを言い表すのに，日本語でもさまざまな言い方が可能である．英語では，文法も語句も日本語とは異なるので，日本語の考え方を当てはめようとすると，理解できないことが出てくるのは当然である．対応する語句が，日本語にはもともとない場合もある．問題の設定状況や環境が異なるために，同じ言葉で表現されていても，異なる意味をもつ場合もある．また，文化的な背景が異なるために，同じ語句が違う意味をもつ場合もある．

このような場合，英語の文章を日本語に翻訳して，内容を理解したと思っても，実際には理解しそこなっていることが起きうる．日本語に翻訳しても理解できないような場合，「なぜそのように述べているのだろうか？」と考えざるをえない場合，理解するまで何日もかかる場合もあるが，かえってそのような場合のほうが本来の意味を正しくとらえることができることが多い．その間に，他の人の意見を聞いたり，いろいろな辞書を引いてみたり，よく考える時間をもつことによって，正しい理解に到達するチャンスが増えるからである．今までよくわからなかったことが，あるとき突然わかったりすることもある．よくわからなかったときに，最終判断を一時保留することも必要である．

臨床医として必要な英語能力

英語しか話せない患者が来院したときに，適切な問診，診察，検査，説明，他医への紹介ができる程度の会話の能力があるのが望ましいが，十分なコミュニケーションが取れないと，医療の成否にかかわる可能性もあるので，一定水準以上の英語の能力が必要であろう．一方，文献を読むための英語の能力については，クリニカルクエスチョンに対して解答を与えうる文献から，適切な情報を取り出せるだけ

の英語の能力が必要であろう．英語の能力が影響するポイントは次のようになる．
1）クリニカルクエスチョンを作成し，対応する英語の語句を想起できる．
2）検索結果から目的の文献を見つけ出せる．
3）Abstractから概要を知ることができる．
4）論文の批判的吟味をしながら内容を適切に把握することができる．

　クリニカルクエスチョンはPICO（Patients, Intervention, Control[*1], Outcome）または，PECO（Patients, Exposure, Control, Outcome）プラスD（Design）の形式に沿って，作成し，それぞれの項目を表現する語句をORで結合したユニットをANDで組み合わせるのが，検索式作成の基本である[*2]．医学論文の検索は，Google Scholarなどもあるが，PubMedでMEDLINEの検索ができなければ，井の中の蛙ともいえる状態になってしまう．ここで，それぞれの項目を表現する英語の語句を想起しなければPubMed検索はできない．英語の教科書を見たり，すでに手元にある関連した論文を見たり，試験検索をしてどのような語句が使われているか調べたり，PubMedのMeSH Databaseを検索したりして，対応する英語の語句を探す．

　PubMedの検索結果はSummary形式でまず表示されるので，論文のタイトル，雑誌名などの情報から，すばやく判断する必要がある．タイトルだけで内容の推測が十分できない場合は，著者名の部分をクリックしてAbstractPlus形式で表示して，Abstractを読んで判断することになるが，Abstractの最後のほうに書かれているConclusionの部分を読めばおおよその判断ができる．

　全文を取り寄せた場合，あるいは，オンラインでHTMLファイルをブラウザで読む場合，PDFファイルをダウンロードして全文を読む場合，それぞれの研究デザインに応じて，優れた論文の枠組みをあらかじめ頭に入れておくとよい．それぞれの項目がその文献に書かれているかどうか探しながら読むようにしたほうが，無駄なく批判的吟味ができる．批判的吟味のためには，Methodsの部分が最も重要である．

　それぞれの研究デザインに対する論文執筆ガイダンスは現時点で次のものが発表

[*1] またはComparison.

[*2] 著者のホームページを参照．http://www.kdcnet.ac.jp/college/naika/i/pubmedsrch/pubmedsrch.htm．PICO，PECOの形式で語句を入力して，Designなどの表す語句を選択し，自動的に検索式を作成し，PubMedのホームページを開いて検索ができる．

されている．読者の皆さんには，ぜひこれらの論文，特にCONSORT，STROBE，STARDを読むことをお勧めする．できれば，それぞれの研究デザインの論文を構成する各項目とその要件を頭に入れておくと，論文を読む際にも，自分で臨床研究を行って，論文を執筆する際にも有用である．

症例対照研究，コホート研究などの観察研究についてはSTROBE[1]があり，ランダム化比較試験についてはCONSORT[2,3]がある．さらに，ランダム化比較試験におけるharmの報告については拡張されたCONSORT[4]も発表されている．非薬物治療に関するもの[5]，非劣性/同等性試験に関するもの[6]も発表されている．診断に関する論文についてはSTARDがあり[7,8]，腫瘍マーカーについてはREMARK[9]がある．メタアナリシスについてはQUOROM[10]があり，観察研究のメタアナリシスについてはMOOSE[11]がある．また，行動，公衆衛生の介入の非ランダム化試験に関するTREND[12]がある．

翻訳ソフトの利用

翻訳ソフトや翻訳用のウェブサイトが数多くあるが，これらはあくまで「支援機器」としてとらえるべきであり，これらに頼って，英語文献を読むのはかなり困難である．翻訳を出版するなど，プロフェッショナルな使用をする場合には，辞書を鍛えることによって，かなり実用的になるものもあるし，単語の翻訳についてはかなり適切なものもあるが，個人で使用する場合には，辞書を鍛えるだけの時間的余裕はなかなかないのではないか．限度を理解して利用することはできると思うが，少なくとも，機械的に翻訳にかけても，英語文献の内容を理解できる程度までの日本語は得られないと思う．あくまで，ある程度英語のできる人が利用するもので，英語が苦手だと思っている人が，頼るものではない．最初は，少しは時間がかかっても，自分の頭で考えることのほうが重要だと思う．

論理的思考の必要性

さて，英語がわかるようになるだけでなく，英語で考えることができるようになれば，さらに英語文献を読みこなす力になる．著者がどのように考えて，そのように書いているのかもわかるようになる．発想まで推測できるようになるということである．著者がこう考えているので，このような語句を使って，このような文章を書いているのだということまでもわかる．それは，日本語の発想だけでは無理であ

る．そのためには，論理的思考も重要になる．英語文献を読みこなせるようになるということは，論理的思考に強くなるということでもある．

最後に，次の文章を読んでみてほしい．これは"aggregate bias"あるいは"ecological fallacy"とよばれる，われわれの陥りやすい認知上の過誤の1つとされているものについての記述の一部である[13]．

> The aggregate fallacy is when associations between variables representing group averages are mistakenly taken to reflect what is true for a particular individual, usually when individual measures are not available. Physicians may use the aggregate bias to rationalize treating an individual patient differently from what has been agreed upon through clinical practice guidelines for a group of patients （i.e., there is a tendency for some physicians to treat their own patients as atypical）.[*3]
> [fallacy：間違った考え，誤信；measure：基準]

この文章の"mistakenly"の意味をとらえるのが難しい．副詞なので，「間違えて」と翻訳すればよいように思われるが，「通常個人の基準がないときに，群の平均値を代表する変数の間の関係を間違えて特定の個人にとって正しいことを反映しているととらえるときに起きる」．これで意味が通じるであろうか．次の文章では，診療ガイドラインに従わないで，個別の患者に当てはめる際に，aggregate biasを用いると述べているので，文脈がつながらない．ここで，「変数の間の関係」とは，たとえば介入の有無という変数と，アウトカムの改善の有無という変数の関係ということを意味しており，いいかえれば効果指標の値ということである．「間違えて，……を反映している」という言い方では，群のデータは個人に当てはまるという考えが間違っているという意味になってしまう．しかし，「群のデータを個人に当てはめるやり方が間違っている」と解釈すると，意味が通じるようになる．このような解釈のしかたは感覚的なものではなく，論理的なものである．

[*3] 本書では引用文の表現は，すべて原文のままとしてある．著者らがより適切な文章に書き換えることが可能と考えた場合でも原文のままとしてある．したがって，著者らが書いた文章と引用された文章の間に不一致もあるが，それは原文を訂正していないためである．

文献

1) von Elm E, Altman DG, Egger M, *et al.* The Strengthening the Reporting of Observational Studies in Epidemiology (STROBE) statement : guidelines for reporting observational studies. Ann Intern Med 2007 ; 147 : 573-7. PMID : 17938396
2) Altman DG, Schulz KF, Moher D, *et al.* The revised CONSORT statement for reporting randomized trials : explanation and elaboration. Ann Intern Med 2001 ; 134 : 663-94. PMID : 11304107
3) Moher D, Schulz KF, Altman DG. The CONSORT statement : revised recommendations for improving the quality of reports of parallel-group randomized trials. Ann Intern Med 2001 ; 134 : 657-62. PMID : 11304106
4) Ioannidis JP, Evans SJ, Gotzsche PC, *et al.* Better reporting of harms in randomized trials : an extension of the CONSORT statement. Ann Intern Med 2004 ; 141 : 781-8. PMID : 15545678
5) Boutron I, Moher D, Altman DG, *et al.* Extending the CONSORT statement to randomized trials of nonpharmacologic treatment : explanation and elaboration. Ann Intern Med 2008 ; 148 : 295-309. PMID : 18283207
6) Piaggio G, Elbourne DR, Altman DG, *et al.* Reporting of noninferiority and equivalence randomized trials : an extension of the CONSORT statement. JAMA 2006 ; 295 : 1152-60. PMID : 16522836
7) Bossuyt PM, Reitsma JB, Bruns DE, *et al.* The STARD statement for reporting studies of diagnostic accuracy : explanation and elaboration. The Standards for Reporting of Diagnostic Accuracy Group. Croat Med J 2003 ; 44 : 639-50. PMID : 14515429
8) Bossuyt PM, Reitsma JB, Bruns DE, *et al.* Towards complete and accurate reporting of studies of diagnostic accuracy : the STARD initiative. The Standards for Reporting of Diagnostic Accuracy Group. Croat Med J 2003 ; 44 : 635-8. PMID : 14515428
9) McShane LM, Altman DG, Sauerbrei W, *et al.* Reporting recommendations for tumor marker prognostic studies (REMARK). J Natl Cancer Inst 2005 ; 97 : 1180-4. PMID : 16106022
10) Moher D, Cook DJ, Eastwood S, *et al.* Improving the quality of reports of meta-analyses of randomised controlled trials : the QUOROM statement. Quality of Reporting of Meta-analyses. Lancet 1999 ; 354 : 1896-900. PMID : 10584742
11) Stroup DF, Berlin JA, Morton SC, *et al.* Meta-analysis of observational studies in epidemiology : a proposal for reporting. Meta-analysis Of Observational Studies in Epidemiology (MOOSE) group. 2000 ; 283 : 2008-12. PMID : 10789670
12) Des Jarlais DC, Lyles C, Crepaz N. Improving the reporting quality of nonrandomized evaluations of behavioral and public health interventions : the TREND statement. Am J Public Health 2004 ; 94 : 361-6. PMID : 14998794
13) Croskerry P. Achieving quality in clinical decision making : cognitive strategies and detection of bias. Acad Emerg Med 2002 ; 9 : 1184-204. PMID : 12414468

技1 英文の起承転結

1. 論文はparagraph（段落）を単位として構成され，paragraphは多くの場合１つのメッセージを含む．
2. ParagraphはIntroduction = topic sentence, Body = supporting sentence, Conclusion = concluding sentenceの３つの要素から構成される．
3. Paragraphの最初と最後がIntroductionとConclusionに相当し，この部分を読むとメッセージのおおよそが理解できる．

　ここで取り上げる論文はインフルエンザワクチン接種により高齢者のインフルエンザ流行期の死亡が減少することを示したコホート研究で，Armstrong BG, Mangtani P, Fletcher A, et al. Effect of influenza vaccination on excess deaths occurring during periods of high circulation of influenza : cohort study in elderly people. BMJ 2004；329：660-3. PMID：15313884である（http://bmj.com/cgi/content/full/329/7467/660）．

IMRAD

　ここでは，英語の論文の構造について，英語を読むという観点から述べたい．論文はIMRAD[*1]，すなわち，Introduction, Materials & Methods, Results, and Discussionから構成され，さらに，英語論文の原稿には，References, Tables, Figure legends, Figuresがつくことは周知のとおりである．IMRADのなかでは，その研究の妥当性を評価するために，MすなわちMaterials & MethodsあるいはMethodsの部分が最も重要であり，批判的吟味を十分行うべき部分である．

　実はそれ以前に，英語を読むという観点からは，英語におけるパラグラフの構造を知ることが必要である．論文を読む際には，著者がなにを伝えようとしているの

[*1] IMRADは"イムラッド"と読む．

かを正しくとらえることが重要であるが，英語と日本語では文章の書き方が同じではないので，日本語の考え方で英文を読もうとするより，英語の考え方で読むほうが，理解が容易になるであろう．以下の点を知っていると，論文を読む際に論文の内容の把握が容易になるし，理解が深まる．

日本語は起承転結，英語は三拍子

　まず，①論文はパラグラフ[*2]（paragraph：段落）が単位となって構成されている．②パラグラフは文章が1つの場合もあるが多くはいくつかの文章を含む．③パラグラフは普通1つの重要なメッセージをもっている．さらに，④パラグラフは，A) Introduction，B) Body，C) Conclusionの3つの要素から構成されている．Introductionはtopic sentenceが書かれ，そのパラグラフで扱おうとするテーマや考え方のポイントを述べる．ここに，著者が一番強調したいことが書いてあれば，読むほうも読みやすくなる．次のBodyはsupporting sentenceが書かれ，topic sentenceを支持する内容，背景，内容の展開の文章が書かれる．したがって，Bodyは複数の文章を含むことが多い．最後のConclusionはconcluding sentenceが書かれる．すなわち，そのパラグラフを要約し，topic sentenceをわかりやすくいいかえ，そして次のパラグラフへの橋渡しの役を果たす[*3]．

　たとえば，［論文1］のDiscussionの最初のパラグラフは次のようになっている．

Ⓐ In the vaccinated cohort compared with the unvaccinated cohort, the tendency of mortality to rise in periods of high influenza infection rates was clearly reduced. Ⓑ This is not easily explicable by chance or confounding. We have substantially reduced vulnerability to confounding by avoiding direct comparison of mortality in vaccinated and unvaccinated groups in favour of comparing vulnerability within each group to increasing mortality associated with high circulation of influenza. Ⓒ It is hard to envisage confounding that would cause spurious patterns of sharply reduced mortality

---

＊2　英語で文章を書くときにはパラグラフごとに「なにを言いたいのか」を明確にしてから書き始める必要がある．

＊3　それぞれのパラグラフで言いたいことを並べていけばアウトラインができあがる．「なにを言いたいのか」が重要となる．

in vaccinated people specifically during the high influenza periods.
［explicable：説明可能な；confounding：交絡；substantially：実質的に，十分に；vulnerability：脆弱性；in favour of（in favor of）：～のほうを選んで，～を優先して，～を支持して*1；envisage：～を考える，心に描く；spurious：偽の，みせかけの；sharply：はっきり，鋭く］

このパラグラフは④の部分がIntroductionに相当し，topic sentenceが書かれている．「インフルエンザ感染率が高い時期の死亡率の上昇傾向が，ワクチン接種コホートでは非接種コホートと比べて明らかに減少した」．すなわち，"インフルエンザワクチン接種により高齢者の死亡が減少する"ということを著者らは読者に伝えたいと思っていて，そのメッセージを発している．

このtopic sentenceに続くⒷの部分*5は2つの文章を含むが，「これを偶然あるいは交絡により説明するのは容易ではない」「われわれは，ワクチン接種群と非接種群で死亡率を直接比較することを避け，インフルエンザ流行期に伴う上昇する死亡率を各群のなかで比較する脆弱性のほうを選ぶことによって，交絡に対する脆弱性を実質的に減少させた」という文章である．この部分はBodyに相当し，Supporting sentenceが書かれている．すなわち，Ⓐで述べられた"インフルエンザワクチン接種により高齢者の死亡が減少する"ということが，正しいということを支持する文章が書かれている．

最後に，Ⓒで「ワクチン接種を受けた者で特異的に，インフルエンザ流行期に死亡率がはっきりと減少するというみせかけのパターンをつくり出す交絡を考えるのは困難である」*6と述べて，"インフルエンザワクチン接種により高齢者の死亡が減少する"というメッセージをさらに強固なものとして結論的に述べている．ⒸはConclusionに相当し，concluding sentenceが書かれている．

このパラグラフをみるだけでも，日本語で文章を書く際の起承転結，すなわち，①問題を提起して，②それを承けて展開して，③論理をいったん転じて，④最

---

*4 インフルエンザワクチン接種を受けた人たちが，健康に関心があり，より健康な群であるということが交絡因子となる可能性があるので，接種群と非接種群のなかで，インフルエンザ流行期と非流行期の差を解析したということ．なお，favourは英国綴りである．

*5 どういう風に考えているのかを理解するのが難しいことがある．この文章もそれにあたる．研究手法の弱点をよく認識しているため，このような文章が書かれたものと思われる．

*6 日本語は奥ゆかしくあいまいな文章になりやすい．英語は主張，主張のオンパレードのようにみえる．しかし伝えたいことがなにかを明確にすることは必要である．

後にまとめるというルールとは異なることがわかる．

パラグラフで一番重要な文章をみつける

　以上の説明からわかるとおり，それぞれのパラグラフで著者がなにを述べたいのか＝読者に伝えたいメッセージ，を正確にすばやくとらえることが英文を読むコツであるといえる．そして，多くのパラグラフは，最初の文章と最後の文章を読むだけでだいたいの意味はわかるはずである．ただし，科学論文で長い文章を書くと，理解しにくくなり，好まれないので，2つの文章に分けて書かれる場合もある．したがって，パラグラフの1番目と2番目の文章，パラグラフの最後から2番目と最後の文章を読めば，ほとんどの場合そのパラグラフで著者が述べたいことは理解できるはずである．すなわち，パラグラフで一番重要な文章は，最初と最後にあるということである．

　以上述べたことは，IMRADのなかでも特にIntroductionとDiscussionの部分について当てはまる．Materials & Methodsの部分では，メッセージを伝えるというよりも，その研究をreproduce（再現）しようとした際に必要とされる情報を伝えることが一番重要になるので，パラグラフ内でどれが一番重要な文章であるかはあまり考えずにパラグラフが書かれるであろう．Resultsの部分は，その中間的な書かれ方になるが，Conclusionとして，強調したいことはパラグラフの最後に書かれることが多いと思う．

　英語の論文を読むときに，パラグラフのなかで一番重要なことを述べている文章はなにかを考えながら読むことは，英語の考え方を身につけるためにも，自分で英語の論文を書くためにも役に立つ．

Quiz クイズ 1

クイズ A

次の文章は，［文献］のIntroductionの最初のパラグラフである（引用文献の部分は省略）．このパラグラフで著者が最も伝えたいメッセージを表す文章は，次のうちどれと考えられるか．

Ⓐ In the Netherlands, general practitioners prescribe almost 80% of all antibiotics, and up to two thirds of these prescriptions are issued for infections of the respiratory tract. These infections are often treated with antibiotics, although this has mostly not been found to be beneficial. Ⓑ Unnecessary use of antibiotics entails an increased risk of side effects, high costs, medicalising effects, and development of bacterial resistance against antibiotics. Although antibiotic prescribing rates in the Netherlands are low compared with other European countries and the United States, as many as 50% of such prescriptions are estimated to lack an evidence based indication. Ⓒ Non-clinical factors such as perceived patients' expectations play an important part in the decision whether or not to prescribe antibiotics.

［practitioner：開業医；prescribe：処方する；prescription：処方箋；entail：～を伴う；medicalise：～を医療対象とする（すなわち抗生物質の投与により医療が必要な状態が引き起こされることを述べている）；perceive：～に気づく，認める（すなわち患者が抗生物質の投与を期待していることに医師が気づくということを述べている）］

1．Ⓐの部分
2．Ⓑの部分
3．Ⓒの部分

文献：Welschen I, Kuyvenhoven MM, Hoes AW, *et al.* Effectiveness of a multiple intervention to reduce antibiotic prescribing for respiratory tract symptoms in primary care：randomized controlled trial. BMJ 2004；329：431-3. PMID：15297305

おことわり　クイズで取り上げている例文はすべて文献からの引用であり，筆者による作文ではありません．

技 2　主語のない英語はない

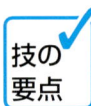
技の
要点

1. 英語では主語が必要であるが，著者が主語となる文章ではweが主語として用いられることが多い．
2. Weを主語とした能動形の文章はいわゆるメリハリがきいて，わかりやすい文章となる．
3. 受身形のほうがより客観的な記述に適しているという考えよりも，能動形でわかりやすい文章を書くことのほうが優先される．

　ここでは次の2つの論文を取り上げる．

　医師の臨床経験とヘルスケアの質の関係を解析したシステマティックレビューである，Choudhry NK, Fletcher RH, Soumerai SB, Systematic review：the relationship between clinical experience and quality of health care. Ann Intern Med 2005；142：260-73. PMID：15710959（［論文1］）と，禁煙介入の長期間の死亡率に対する影響を解析したAnthonisen NR, Skeans MA, Wise RA, et al. The effects of a smoking cessation intervention[*1] on 14.5-year mortality：a randomized clinical trial. Ann Intern Med 2005；142：233-9. PMID：15710956（［論文2］）である．

We とは誰のことか

次の文章を読んで，すぐに意味がわかる人は少数と思われる．

［例1］
Access to the retro-orbital region was achieved by removal of the zygomatic bone, zygomatic arch and maxillary bone with placing vertical cut through the temporalis process of the zygomatic bone and zygomatic arch

---

*1　"a smoking cessation intervention"と名詞が3つ連続しているが，3つが限度である．

of the temporal bone followed by the cutting of frontal process and zygomatic process of the maxillary bone as can be seen in figure 3.
［zygomatic bone：頬骨；maxillary bone：上顎骨］
まったく同じ内容であるが，次の文章のほうがはるかにわかりやすい．

［例2］
We accessed the retro-orbital region by removing zygomatic bone, zygomatic arch, and maxillary bone, cutting vertically through the temporalis process of the zygomatic bone and the zygomatic arch of the temporal bone. We then cut the frontal process and the zygomatic process of the maxillary bone（Fig. 3）.

　［例1］は1つの長い文章になっており，［例2］は2つの文章に分割してある．さらに，［例1］は受身形が用いられているのに対して，［例2］はWeを主語にして能動形を用いている．このweは論文の著者らのことであり[*2]，access（到達する）とcut（切断する）の行動の主体が著者らであることを示している．

受身形の場合は，「誰」あるいは「なに」が行動の主体か

　一方で，受身形の場合には，動詞の表す行動を受けるものが主語として用いられ，文章の最初に置かれる．受身形では，行動の主体が誰かは……by xxx……と後で出てくる場合もあるが，行動の主体が省略される場合も多い．そうすると，あいまいな感じを与えるだけでなく，主語の部分が長くなる傾向になり，全体として読みにくい文章になりやすい．
　英語では命令形以外は主語が存在する．見出しなどで主語のない文章を見かけることがあるが，語数に制限があり強く訴えかけることが目的の例外的用法である．したがって，英文を読むときは必ず主語がなにで，動詞がなにかを明確にする必要がある．上記の例でもわかるように，受身形と能動形では読みやすさがかなり違う．能動形のほうがメリハリがきいて生き生きとした感じを与えるだけでなく，実際に内容の把握も容易である．

＊2　Methodsの部分では著者らが主語の文章が多いので，weが使用されていることが多い．

なにが主語になっているかを知る

　使用される動詞の示す行動を行う主体が誰か，あるいはなにかがわかればそれを主語にして能動形を用いて書かれた文章のほうが，読みやすくわかりやすい．［論文2］の論文のなかでも，次のような文章がある．

　Researchers recruited participants from the community using a wide variety of techniques.
　［recruit participants：参加者を募る］

　この研究は，10の医療機関で行われた研究であり，論文の著者として名前があげられている研究者以外の研究者も研究に参加しているため，主語がWeではなく，Researchersと複数形で，無冠詞で書かれている．

　この文章を受身形にすると，

　Participants were recruited from the community using a wide variety of techniques.

となる．しかし，usingの意味上の主語は主節の主語である，Participantsとは異なるので，すなわち，Researchersがusingの意味上の主語に相当するので，意味は理解できても，なにかおかしな感じを与える文章となってしまう．能動形を用いれば，このような問題が起きる可能性も低くなる．

　同じ文献から，能動形が用いられた文章でなにが主語となっているかをみてみよう．下線を引いた部分が主語である．

Seven studies present data on the relationship between number of years in practice and actual health outcomes.
［present data：データを提示する］
（主語は人ではなく研究になっているが，実際には，その研究を行った研究者が主語と受け取るべきである．）

Hartz and colleagues specifically assessed the association between experience and mortality rates for surgeons performing cardiac artery bypass grafting.
［assess：評価する］
（主語は研究者である．）

To determine the influence of methodologic quality on study results, we stratified the 43 reports pertaining to adherence to standards of practice on the basis of whether outcomes were assessed by using self-reported data or more objective measures (that is, use of chart audits or administrative databases).

[pertaining to：〜に関する；adherence：順守；standards of practice：診療の標準；objective measures：客観的方法；chart audits：カルテ監査；administrative databases：（癌登録のような）行政データベース]

（主語はwe，すなわち論文の著者らのことである．なお，to determineの意味上の主語もweであり，主節の主語と一致している．）

このように，英文を読む際には，なにが主語かをいつも考えながら読むようにしよう．特に，日本人になじみにくい表現として，ここでいくつか取り上げたweを主語とする文章がある．「われわれが……をした」とか「われわれが……をする」という表現は，自己主張が強すぎるような印象を与えるかもしれない．しかし，そうではなくて，普通は，weというのは論文の著者らのことをさしていて，英語では必ず主語が必要であるため，weが用いられているということを理解しよう．

Native's point of view

How do you know whether a noun is countable or uncountable? Logically or by customs or instinct?

Readers can readily detect whether a noun is countable or uncountable by its number and by its modifiers. Plural nouns (with a few exceptions) are all countable. Nouns modified by *few* and *many* are all countable. Although any particular singular noun that one encounters could be countable or uncountable, a countable noun generally is conceptually discrete. There are exceptions, however. For example, even though one might suspect that the noun *paper* (such as A4 printer paper) is countable (one can envision the individual sheets), we write *Is there any paper in the printer?* rather than *Are there any papers in the printer?*

[instinct：直感；discrete：個別の（一個一個に分かれている），分離した，別々の；envision：心に描く]

Quiz クイズ 2

クイズ **A**

次の文章は，[文献1]のMethodsからの引用である．これを読んで，以下の選択肢から正しいものを選ぶこと．

We used a standardized data extraction form to obtain data on study design and relevant results. We categorized studies into 4 groups on the basis of whether they evaluated knowledge (for example, knowledge of indications for blood transfusion), adherence to standards of care for diagnosis, screening, or prevention (for example, adherence to preventive care guidelines), adherence to standards of care for therapy (for example, appropriate prescribing), or health outcomes (for example, mortality).

[standards of care：標準治療，標準医療]

1. 2つの文章の主語はweであるが，著者と読者の両方を含めた「われわれ」のことである．
2. 最初の文章のweも2つ目の文章のweもこの論文の著者らのことである．
3. weがなにをさしているかわかりにくいので，これら2つの文章は受身形を用いるべきである．

クイズ **B**

次の文章は，[文献2]のMethodsからの引用である．これを読んで，以下の選択肢から正しいものを選ぶこと．

Baseline differences between the special intervention and usual-care groups were tested by using *t*-tests for continuous variables and chi-square statistics for categorical variables. Cause-specific death rates and times to events were analyzed by using the Kaplan-Meier product-limit method. Survival was compared among groups by using the log-rank test. Hazard ratios and adjusted analyses were obtained by using the Cox proportional-hazards model.

[主語のない英語はない]

クイズ2

[baseline：治療開始時の；times：時間（個々の症例を想起しているため複数形となっている）；analyses：analysisの複数形］

1. 最初の文章の主語はusual care groupsである．
2. 2つ目の文章の動詞はanalyzeであるが，analyzeの対象はKaplan-Meier product-limit methodである．
3. すべての文章はweを主語とした能動形の文章にすることができる．

文献1：Choudhry NK, Fletcher RH, Soumerai SB. Systematic review：the relationship between clinical experience and quality of health care. Ann Intern Med 2005；142：260-73. PMID：15710959

文献2：Anthonisen NR, Skeans MA, Wise RA, et al. The effects of a smoking cessation intervention on 14.5-year mortality：a randomized clinical trial. Ann Intern Med 2005；142：233-9. PMID：15710956

技3 冠詞によって意味が違う

技の要点

1. 同じ名詞でも冠詞によってニュアンスが異なる．
2. 不定冠詞aまたはanが付く場合は，可算名詞で複数個あるものの1つという意味で用いられる．
3. 可算名詞に定冠詞theが付く場合には，特定のものをさす場合と総称的な意味の場合がある．
4. 不可算名詞（抽象名詞，物質名詞，固有名詞）では，冠詞が付かないで総称的な意味で用いられる．

　日本語には，冠詞に相当するものがないので，英語において名詞の単数形，複数形，可算名詞と不可算名詞の組み合わせでどのようにニュアンスが変わるのか日本人にはわかりにくい．ここでは次の論文を取り上げて，冠詞による意味の違いについて述べる．救急医療に関するEBMについて，特に研究成果を実際の臨床に取り入れる際のバリアーについて述べた論文，Kalassian KG, Dremsizov T, Angus DC. Translating research evidence into clinical practice：new challenges for critical care. Critical Care 2002；6：11-14. PMID：11940259である．

冠詞によってニュアンスが変わる

　次の文章は，上記文献からの引用であるが，これらの文章から冠詞の部分をすべて除いてみよう．

> Translating high-quality evidence into improved patient outcomes is **a** complex process. **The** changes required are substantial and will not be without significant cost, although lessons can be learned from **the** introduction of new therapies in other fields. Comprehensive education programs aimed at physicians of all specialties, not just critical care specialists, will be **the** most effective.

[translate：形を変える；substantial：大幅な，かなりの（量の）；lessons can be learned from～：～から教訓を得ることができる；comprehensive：包括的な；aimed at～：～向け]

冠詞の部分を除くと，次のような文章になる．英語としては正しい文章ではないが，読んで意味が伝わるかどうか考えてみよう．

Translating high-quality evidence into improved patient outcomes is complex process. Changes required are substantial and will not be without significant cost, although lessons can be learned from introduction of new therapies in other fields. Comprehensive education programs aimed at physicians of all specialties, not just critical care specialists, will be most effective.

これを日本語に翻訳してみよう．
「質の高いエビデンスを患者のアウトカムの向上へと形を変えることは複雑な過程である．必要な変化は大幅なものであり，ほかの分野における新しい治療の導入から教訓を学ぶことができるが，かなりの費用なしではありえないであろう．救急医療専門医だけでなく，すべての専門分野の医師向けの包括的な教育プログラムが最も効果的であろう」．
さて，この日本語訳を読むと，このままで意味を理解することができる．すなわち，日本語では英語の冠詞に相当する言葉がないため，冠詞を無視して語句を日本語に置き換えても，英語の意味をほぼ理解することができる．しかし，実は著者の意図することの一部は理解されないことになる．
それではもう一度，元の冠詞の付いた文章を読んでみよう．まず，"a complex process"の部分で，「複雑な過程」と訳すだけでは不十分な感じがすることに気づく．"a complex process"を，元の文章のように不定冠詞aを付けたままで翻訳すると，「1つの複雑な過程」となる．「1つの複雑な過程」ということは，ほかにもいくつかの「複雑な過程」があって，そのなかの1つが該当するという意味であることが伝わってくる．
不定冠詞のaやanが付けられる名詞は，数えられる名詞，すなわち可算名詞（countable noun）である．そして，不定冠詞はこれらの名詞が単数形の場合に付けられる．可算名詞の単数形が無冠詞で用いられるということは，例外を除いてな

い．また，可算名詞の単数形に不定冠詞が付いている場合には，たくさんあるもののなかの1つという意味である．

このように，冠詞によってニュアンスが変わってくることを理解する必要がある．

定冠詞 the の用法

次の文章は先の例文の一部である．

Lessons can be learned from **the** introduction of new therapies in other fields.

この文章では定冠詞theがintroductionという語の前に付けられており，それがof以下のフレーズによって限定されている．これは定冠詞theの限定的用法とよばれ，これには3つの使用法がある．1つは，論文中で，前に一度その名詞を記述した場合，最初の名詞と同じものをさして用いられる場合に付けられる．2つ目には，その名詞を初めて記述する場合でも，文脈からどれをさしているかがわかるような場合である．3つ目が，その名詞の前あるいは後に限定形容詞あるいは限定形容句が付けられていて，その名詞の適用が特定化される場合である．この例では3つ目の用法に該当する．

いずれの場合も，心の中で特定のものをさして，読者へ「その～」と言ってもどのものかわかるような場合にtheが付けられる．定冠詞theは，不定冠詞a, anと違って，可算名詞，不可算名詞を問わず，いかなる種類の名詞にも，単数形でも複数形でも付加されうる[*1]．

限定形容詞あるいは限定形容句が付けられていても，それに該当する名詞の示すものがたくさんある場合に，そのなかの1つをさしたい場合には，theではなくてaまたはanが付けられる．たとえば，次の文章がそうである．

An example of all these barriers is the use of thrombolytic therapy for myocardial infarction.

この文章では，「すべてのこれらのバリアー」の例が複数存在し，そのなかの1つという意味でan exampleとなっている．

また，定冠詞theは，普通名詞の単数形に付けられて総称的意味を表す場合があ

[*1] 固有名詞には冠詞が付けられないが，例外として海洋や河川の場合には，the Pacificやthe Tonegawaのように，定冠詞が付けられる．

る．たとえば，the physician の場合に，「その医師」という意味で用いられているか，「医師というもの」という意味で用いられているのかは，文脈で判断する必要がある．

① Physicians are not conservative about the reform of continuing medical education.
② The physician is not conservative about the reform of continuing medical education.
③ A physician is not conservative about the reform of continuing medical education.

このように，3つの表現が可能であり，意味はほとんど同じであるが，「医師というものは」という総称的な意味であれば①が最も一般的で，次に②になる．ただし，②は硬い感じを与える．そして，文脈によっては「例の医師は」という意味の場合もありうる．③は，口語では一般的である．また，the physicians と，複数形に定冠詞を付ける場合には，総称的な意味がなくなり，ある特殊な種類に属する複数のものをさすことになり，意味が異なってくる．

名詞の種類による違い

可算名詞と不可算名詞[*2]（抽象名詞，物質名詞，固有名詞）による違いについては，すでに述べたとおりである．すなわち，可算名詞の場合には，単数形で，無冠詞で用いられることはなく，必ず冠詞が付くこと，複数形の場合には the が付く場合と無冠詞の場合がある．

抽象名詞には the を付けないで総称的な意味で用いる．たとえば，"These data provide further evidence that the use of COX-2 inhibitors may increase the risk of serious cardiovascular events." という文章では，evidence には the が付けられていない．定冠詞を付けない場合には，総称的な意味で用いられていることになる．しかし，ある特定のものをさす場合には，the が付けられる．たとえば，"However, the evidence of a favorable effect of tapering is limited, and it is unclear how patients ought to discontinue SSRIs in daily life." では，"a favorable effect of tapering" で特定される evidence をさしているので，the が付けられている．いずれの場合も evidence は，単数形として扱われていることに注意し

[*2] 可算名詞と不可算名詞の区別は日本語からの発想では間違えることもあるので辞書で確認しよう．

よう.

『ロングマン現代英英辞典』によると,evidence は Facts, objects, or signs that make you believe that something exists or is true. と解説され,不可算名詞［U］として分類されている.また,次のような例文が掲載されている.

There is some evidence that a small amount of alcohol is good for you.
Medical evidence shows that men are more likely to have heart attacks than women.

可算名詞,不可算名詞の区別は,英英辞典では明記されているが,英和辞典では明記されているものは少ない.

Evidence は不可算名詞なので,「1つの根拠（証拠）」という場合は,"a piece of evidence" という[*3].

また,動名詞,すなわち名詞的に用いられる動詞の〜ing 形の場合には,名詞として冠詞,属格形,形容詞,複数形などをとる.たとえば,"The teaching of medical students is stressful work." となるが,"Teaching medical students is stressful work." でも同じ意味になり,後者のほうが単純でわかりやすい[*4].しかし,"Teaching of medical students 〜" あるいは "The teaching medical students 〜" という表現は不適切である.なお,この例で,work は不可算名詞で「仕事」という総称的な意味で用いられており,無冠詞である.

[*3] 多くのエビデンスという場合,many evidences ではなく much evidence となる.

[*4] works と複数形では作品,著作という意味になる.

Native's point of view

What does *clinical question* bring to mind?

A clinical question is a clear, concise, and relevant question about a specific patient or clinical case, the answer to which will help medical professionals decide how to treat the patient.

［relevant：当面の問題と関連のある］

［冠詞によって意味が違う］

Quiz クイズ 3

次の文章は，［文献］からの引用である．これを読んで，下線部分について以下の選択肢から正しいものを選ぶこと．

Practicing evidence based medicine relies on making <u>evidence</u> from clinical research available to support medical practice. In cardiology or oncology, for example, there is ample evidence for large, randomized clinical trials on which to base current practice recommendations. In critical care, however, there has traditionally been a paucity of high-quality evidence to guide and shape practice.

［rely on～：～を基にする；ample：豊富な，十分な；paucity：不足（a paucity of～：～の不足）］

　なお，evidence-based medicine と evidence と based がハイフンで結合されるのが一般的であるが，本例ではハイフンが使用されていない．

1. from 以下の句で限定されているので，evidence には定冠詞 the を付けるべきである．
2. evidence は evidences と複数形にすべきである．
3. このまま無冠詞でよい．

次の文章は，同じく［文献］からの引用である．これを読んで，下線部分について以下の選択肢から正しいものを選ぶこと．

Clinicians face numerous potential barriers. First, if no guidelines exist, then <u>the clinician</u> may not have the time or the skill required to appraise peer-reviewed literature critically. If guidelines already exist, then the clinician may either not have access to them, may lack the confidence to act on them without formal, specialized training, or may even apply them incorrectly. Clinicians may even reject the evidence out of hand, believing it to be inapplicable.

［have access to～：～を利用（入手）できる；out of hand：手に余

クイズ 3

って；inapplicable：当てはまらない，応用できない]

1. すでに無冠詞のcliniciansが最初の文章に出てきているので，the cliniciansと複数形に定冠詞theを付けるべきである．
2. a clinicianと単数形で不定冠詞aを付けるべきである．
3. このまま定冠詞theを付けた単数形でよい．

文献： Kalassian KG, Dremsizov T, Angus DC. Translating research evidence into clinical practice：new challenges for critical care. Critical Care 2002；6：11-14. PMID：11940259

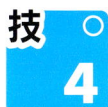

あいまいな表現

1. 科学論文ではあいまいな表現の使用は最小限にとどめられる．
2. あいまいな表現が使用されている場合は，著者の確信度がどれくらいか推測し，その根拠が適切か判断する．
3. あいまいな表現が多用されている論文は読む価値があまりない．

　日本人は，あいまいな表現を好むとされている．現代の若者たちの調査でも，相手の受けとめ方に気配りして，遠回しな表現を使ったり，間接的な表現やあいまいな表現を使ったりする特徴が知られている．科学論文では，あいまいな表現は必要ないはずだが，実際には，よくわかっていないことについては，あいまいな表現を使わざるをえない場合もある．ここでは，英語の医学論文で，あいまいな表現としてどのような表現が使われているかみてみよう．

　ここで取り上げるのは，内頸動脈の狭窄と認知障害の関係について解析した論文，Johnston SC, O'Meara ES, Manolio TA, *et al.* Cognitive impairment and decline are associated with carotid artery disease in patients without clinically evident cerebrovascular disease. Ann Intern Med 2004；140：237-47.である．PMIDは14970146で全文が公開されている．

確信度に応じたあいまいな表現の使用

　文章を読んだ際に，あいまいさを感じるのは，① 言わんとすること（著者のメッセージ）が理解できない場合，② 英語として単語や句に知らないものがある場合，③ 言葉としては理解できても英語の考え方がわからない場合，④ 背景や基礎がわからない場合，⑤ いくつかの解釈が可能な場合，⑥ 人によって異なる解釈ができる場合，⑦ 事実として確立していなくてよくわかっていないことを述べている場合，などであろう．

　ここで取り上げた論文は，一つひとつの文章が非常に明確で，全体としても非常に理解しやすく書かれている．たとえば，次の文章は論文の一番最初の部分である

が，なぜあいまいさが感じられないか考えながら読んでみてほしい．

　Cognitive impairment is common in elderly persons, with a prevalence of 25% in those 65 years of age or older and 65% in those 85 years of age or older (1). It is associated with disability, institutionalization, and early death (2, 3). Cerebral infarction contributes to cognitive impairment in approximately 50% of cases (3), sometimes in conjunction with Alzheimer disease (4).
［institutionalization：入院；in conjunction with～：～と併せて］

　たとえば，これらの文章が次のように書かれていたらどうであろうか．

Cognitive impairment is common in elderly persons, with a prevalence increasing with age (1). It is known that cognitive impairment is associated with disability, institutionalization, and early death (2, 3). Cerebral infarction is a very important cause of cognitive impairment (3), sometimes associated with Alzheimer disease (4).

　これらの文章は同じようなことを述べているが，全体としてあいまいな感じを与える．どこが違うか考えてみよう．
　元の文章は，できる限り数値で定量的に表現している．後のほうの文章は定量的に表現できるところでも，定性的な表現を用いている．特に，人によって受け取り方が異なるvery[*1]のような表現を用いている．このような違いがある．
　それでは同じ論文のイントロダクションの3つ目のパラグラフをみてみよう．

Carotid artery disease is also associated with underlying vascular disease and its risk factors. Hypertension, diabetes mellitus, cigarette smoking, and dyslipidemia are associated with an increased risk for carotid artery disease (13, 14), but these same risk factors may also cause ischemic injury to the brain independent of carotid disease (15).

[*1] veryは，「とても」「大変」「きわめて」という意味の副詞として，形容詞を修飾するのに用いられる．very importantという場合，90％のケースで脳梗塞が認知障害の原因となっているからなのか，50％のケースでそうだからなのか，人によって解釈が違ってくる．50％のケースで脳梗塞が原因であると述べれば明瞭である．

最初の文章は現在形を用いて，一つの事実として書かれている．「内頸動脈疾患はまたその元になる血管疾患とその危険因子を伴っている」という記述は，どのような血管疾患であっても，どのような危険因子であっても，通用する内容であり，ほぼ100％正しいといえるので，現在形が使われている．

　2つ目の文章は，最初の節が現在形で書かれているが，この部分は，高血圧，糖尿病などさまざまな危険因子が内頸動脈疾患と関連していることを述べている．これらの危険因子が内頸動脈疾患の発症を高めることは事実として証明されているので現在形で書かれている．後半の節は，これらの危険因子が，内頸動脈疾患と独立した因子として，脳に対して虚血性傷害を与えるかもしれないと，mayを使って，あいまいな表現になっている．「内頸動脈疾患と独立した因子」であるという点が，そうでない可能性があるかもしれないということと，「これらの危険因子が直接脳に対して虚血性傷害を与える」のか「内頸動脈疾患を介して脳に対して虚血性傷害を与える」のか，それとも両方が関係しているのかがわからないという2つの点から事実として断定することができないので，「かもしれない」といわざるをえないのである．しかし，ここでの記述が正しい確率がゼロと思う者はいないであろうし，その確率については意見が分かれるだろうから，「かもしれない」という表現を用いるのは適切であるといえる．

　mayの使用について別の文章をみてみよう．次の文章はイントロダクションの一部である．

Imaging studies of the brain may reveal infarction in patients without history of stroke or transient ischemic attack (5), and these "silent" infarctions have been associated with cognitive impairment (5, 6). Furthermore, brain hypoperfusion may result in ischemic injury without evidence of infarction (7). Thus, silent cerebral infarction and brain hypoperfusion may be important causes of cognitive impairment.

　これら3つの文章は，いずれもmayが用いられている．最初の文章は，脳卒中や一過性脳虚血発作の既往がない患者の何人か（patientsと複数形）[*2]で脳の画像

[*2] もしin a patient…と単数形を用いても表現として正しいが，Imaging studiesと主語が複数形であれば，ある一人の患者でいくつかの画像検査を行うと梗塞が見つかるかもしれないという意味になる．また，一つの画像検査を何回も行うと梗塞が見つかるかもしれないという解釈も可能になる．

検査を行えば，脳梗塞の所見がみつかる人は必ずいるので，「みつかるかもしれない」という表現は正しいといえる．2つ目の文章は，「脳の血流低下が脳梗塞の所見を残さず脳の疎血性傷害を招くかもしれない」ということであるが，これは事実として証明されているわけではなくまだ仮説の段階なので，「かもしれない」という表現は正しいといえる．ここで引用されている文献もeditorialであって，意見を述べているものに過ぎないので，事実として引用しているわけではない．3つ目の文章は，「認知障害の重要な原因かもしれない」ということなので，かなりあいまいさが感じられるが，記述そのものは間違っているとはいえない．

　以上述べてきたことから考えても，この論文の著者は，文章を書く際に，ステートメントの正しさに対する確信度に応じて表現を，厳密に選択していることが推察される．その結果として書かれた文章は，正しい記述になっているといえる．また，著者らの確信度が読者の確信度と大きくかけ離れた場合には，間違っている印象を与えることになるであろう．あいまいな表現が使われている場合は，著者らの確信度はどれくらいなのか推測するようにしよう．

Probably の使用

　Probablyは，「おそらく……である」という場合に用いられ，かなり確信度が高い場合に用いられる．この論文では，probablyが使用されている文章は，次の2つしかない．

Cognitive decline also tended to be more frequent in participants with left-sided stenosis but not in those with right-sided stenosis；the magnitude of these effects was smaller than for cognitive impairment, probably because the duration of follow-up was relatively short.

「おそらくフォローアップ期間が比較的短かったためであろう」という記述が一つである．「比較的短い」という表現はあいまいであるが，文脈上それほど重要ではないと判断したため，あいまいなままにしていると推察される．

Because carotid disease is not a cause of myocardial infarction, greater intima-media thicknesses probably indicate a greater burden of vascular disease. Whether treatment of risk factors for vascular disease could prevent cognitive decline requires further study.

　この文章でのprobablyは，現在形の動詞とともに用いられており，「内膜から中膜の肥厚がより強いことは，おそらく，血管疾患がより重いことを示している」という記述に対して異論を唱える読者はほとんどいないのではないか．そう判断したため，このような表現を用いたと推察される．

Suggest の使用

　「示唆する」という意味で，suggestはよく用いられる単語である．この論文では，suggestが用いられている文章は，次の2つしかない．

Some studies have suggested that stenosis of the internal carotid artery may be a risk factor for cognitive impairment even in persons without a history of stroke, but other studies have not demonstrated such an association (12).

Several observational studies have suggested that cognitive function improves in some patients after endarterectomy (47-51), but other studies have not demonstrated such an effect (52-57).

　これはいずれも，ほかの研究を引用して，それらの結果について述べているが，複数の研究の結果に不一致があった場合である．したがって，その結果に，それほど確信をもつことはできないので，著者らの研究結果を支持する結果を「示唆」すると述べて，その後で，そうでない研究もあるということを述べている．
　この論文には，これら以外に，suggestを用いた文章は使われていない[*3]．著者らの研究結果から，間接的に，ある事実が「示唆される」といった表現はまったく使われていない．あいまいな表現はできるだけ避けていることが窺える．

[*3] 日本では学会発表でも論文でも「示唆する」という表現はよく使われるが，これはあいまいさを示す表現である．

そのほかのあいまいな表現

あいまいな表現として，よくみられるものに，次のような表現がある：
「……と思われる」；"seem"，"appear"
「……かもしれない」；"may"，"might"
「……を暗示する，を意味する」；"imply"
「……を推測する」；"speculate"
「おそらく……（十中八九）」；"probably"
「おそらく……（ひょっとすると）」；"perhaps"，"possibly"
「……の可能性がある」；"it is possible that ……"

これらの表現のうち，ここで取り上げた論文で使用されているのは，suggest，may，might，probablyだけである．やはり，いかにあいまいさを少なくする努力が行われたかということを示していると考えられる．これらのあいまいな表現が多用されているパラグラフは読む価値がないし，あいまいな表現が多用されている論文は読む価値がないであろう．

仮説の述べ方

さて，仮説の述べ方は，クイズ4Aの例がよく使われる[*4]．すなわち，We hypothesize that ……である．研究の最初に仮説を立てた場合には，過去形となり，この例のように，We hypothesized that ……となる．that ……の部分は，現在形が使われるのが普通である．この例の後半の仮説のように，wouldが使われる場合もあるが，仮説は正しいと思われる考えなので，現在形で述べて，それを「仮説として設定する」という意味でWe hypothesizeを付ける．仮説の内容の部分は，あたかも事実であるかのように，現在形で書く．その仮説が正しい確率は，研究の実施法の適切さと結果によると考えられるが，より正しそうな仮説は現在形で，あまり正しそうでない仮説はmay（かもしれない）という表現を使うというよ

---

*4 データDを得たときに仮説Hが正しい確率はベイズの定理により次の式で示される．

$$P(H|D) = \frac{P(D|H)P(H)}{P(D)}$$

それはデータを得る前に仮説が正しい確率P(H)（事前確率）と仮説が正しい場合にデータを得る確率P(D|H)に比例する．このように仮説の正しさを定量的に扱うことが行われている．

うなことはない．また，仮説を述べる場合に限らず，主節が過去形であっても，that……の文節が，事実として通用するものである場合は，現在形を用いる．たとえば，Johnston SC, *et al,* found that cognitive impairment is associated with carotid artery disease in patients without clinically evident cerebrovascular disease. となる．

Native's point of view

What is the difference between the *number of participants* and the *numbers of participants*?

Native speakers of Japanese must learn how to handle the singular and plural forms of the English language. Some people feel that grammatically distinguishing one of a thing from more than one of a thing is a silly convention that unnecessarily complicates the language in exchange for a trifling gain. One may well argue that the difference between two and more than two is just as important as the difference between one and more than one, yet the English language gets along fine without that grammatical distinction. Alas, English is what it is, and we shall have to make the best of it. In most cases of scientific writing in English, when quantity needs to be clearly specified, the author makes it clear without depending upon the grammatical case. This is no different than specifying a quantity in the Japanese language, which contains no provision to indicate quantity with a grammatical form. In addition, the English language sometimes requires an author to opt for the singular case or the plural case even though the meaning is independent of the grammatical form chosen. If, for example, one wishes to write about the number of participants in two separate studies, one may write *the numbers of participants in these studies.* This is acceptable as long as one completes the sentence with a plural verb to match the plural subject : *the numbers of participants in these studies are large.* However, even though there are two studies, one may consider the number of subjects to be conceptually singular (and therefore independent of the count of studies), in which case one chooses the singular grammatical form : *the number of participants in these studies is large.*

[singular：単数形の；plural：複数形の；convention：習慣；trifling：わずかな；make the best of：〜をできるだけ活用する；provision：規定；opt for：〜を選ぶ；verb：動詞；subject：主語；invoke：〜を思い起こさせる]

Quiz クイズ 4

クイズ A

次の文章は，[文献] からの引用である．これを読んで，下線部分について以下の選択肢から正しいものを選ぶこと．

We hypothesized that high-grade stenosis of the left, but not the right, internal carotid artery <u>is</u> a cause of cognitive impairment as measured by the Modified Mini-Mental State Examination in right-handed persons and that an association would persist after adjustment for contralateral stenosis and risk factors for vascular disease.

[hypothesize：仮説を立てる；right-handed：右利きの；contralateral：対側の；adjustment：調整（多変量解析で統計学的に共変量に対して重みづけを調整すること）]

1. 仮説は事実ではないので現在形ではなく may be を使うべきである．
2. 現在形でよい．
3. 時制の一致で主節に合わせて was とすべきである．

クイズ B

次の文章は，[文献] の Discussion からの引用である．これを読んで，下線部分について以下の選択肢から正しいものを選ぶこと．

Silent cerebral ischemia or hypoperfusion <u>may be</u> a cause of cognitive impairment in patients with carotid artery disease (42). Carotid artery disease is associated with changes on magnetic resonance imaging that are consistent with infarction (6, 9, 11). High-grade internal carotid artery stenosis is a cause of ipsilateral ischemic infarction (8, 43-45), and some infarctions may be silent except for subtle effects on cognitive function (11, 42, 46).

[ipsilateral：同側の]

クイズ 4

1. 文献を引用してあるので現在形を用いて is とすべきである．
2. probably is とすべきである．
3. 完全に証明された事実ではないので，「かもしれない」という意味で may be が適切である．

文献： Johnston SC, O'Meara ES, Manolio TA, *et al*. Cognitive impairment and decline are associated with carotid artery disease in patients without clinically evident cerebrovascular disease. Ann Intern Med 2004；140：237-47. PMID：14970146

技5 EvidenceとRationale

技の要点

1. Evidenceとrationaleは区別すべきである.
2. 現在形で表現されていれば著者が科学的事実と考えていることを示すか,単なる事実の記述である.
3. Rationaleがどれくらい確かなevidenceに基づいて,また論理的正当性をもって構築されているかを考えながら読む必要がある.

ここでは,観察研究(observational study)の一つであり,前向き研究(prospective study)に分類される,コホート研究(cohort study)の論文を取り上げて,evidenceとrationaleについて考えてみよう[*1]. Evidenceは実質的な裏づけがある根拠で科学的根拠であり,rationaleは実質的な裏づけがないか一部しかない理論的に構築された根拠といえる. Rationaleは理論的説明,理論的根拠,原理,理論的解釈,根本的理由などと訳されるが,ラテン語に由来する名詞である.形容詞形はrational,動詞はrationalize(英国綴りではrationalise)で正当化する,合理化する,理論的に説明する,有理化するという意味と,否定的意味合いで(自己を弁護するために)理屈をこねる,理屈づけるという意味で用いられる.

医療における臨床決断(clinical decision making)がすべて,エビデンスに基づいて行われるわけでなく,医学的な根拠がすべてランダム化比較試験あるいはそのメタアナリシスに基づいているわけでもない.部分的なエビデンスしかない場合には,個々の患者に対応するために,理論的根拠を構築する必要がある.論文を読む場合にも,それぞれの文章が,evidence, rationale, 著者の主張argumentあるいはclaim, なのかを十分考えながら読む必要がある.

ここで取り上げる論文は,肺塞栓が疑われる患者でWells clinical decision rule

[*1] あるステートメントの正しさの程度を数値で表し,0は完全な誤り,1は完全に正しいとすると,evidenceは1に近い値,rationaleはそれより小さいが0.5よりは大きな値と考えることもできるかもしれない. Argumentはもっとバラついた値となるであろう.

[Evidence と Rationale]

を用いて，肺塞栓らしい患者とそうでない患者を識別し，さらにD-dimerの結果により，CTスキャンを施行するかしないかを決定する診断アルゴリズムを用いた場合の，3か月以内の有症状あるいは致死的静脈血栓塞栓症の発症を調査したコホート研究であるWriting Group for the Christopher Study Investigators. Effectiveness of managing suspected pulmonary embolism using an algorithm combining clinical probability, D-dimer testing, and computed tomography. JAMA 2006；295：172-8. PMID：16403929である．すなわち，ある一定の診断アルゴリズムを適用した場合に，結果としてどれくらい正しかったかを前向きに調査した研究といえる．

結論（Conclusions）の記述

上記論文のAbstractのConclusionsの部分は次のように書かれている．

A diagnostic management strategy using a simple clinical decision rule, D-dimer testing, and CT is effective in the evaluation and management of patients with clinically suspected pulmonary embolism. Its use is associated with low risk for subsequent fatal and nonfatal VTE[*2].

すなわち，「簡単な臨床判断規則，D-dimer測定とCTスキャンを用いる診断マネージメント戦略は臨床的に肺塞栓が疑われる患者の評価とマネージメントにおいて効果的である．その使用はその後の致死的および非致死的静脈血栓の低いリスクに対応する」と書かれている．

さてこれを読んで，読者のみなさんはここに書かれていることが，①事実をありのまま記述してあるものである，②主観的な評価が記述されているものである，③大部分の読者と一致すると思われる評価が記述されているものである，④従来の診断アルゴリズムと静脈血栓塞栓症の発症率と比べて数値がより小さいことを述べているものである，⑤evidenceが述べられている，のいずれに該当すると思われるであろうか．

Conclusionsのすぐ上にはResultsが書かれている．Pulmonary embolism was classified as unlikely in 2206 patients（66.7％）. The combination of pulmonary

---

[*2] VTE は venous thromboembolism 静脈血栓塞栓症．

embolism unlikely and a normal D-dimer test result occurred in 1057 patients (32.0%), of whom 1028 were not treated with anticoagulants ; subsequent nonfatal VTE occurred in 5 patients (0.5% [95% confidence interval {CI}, 0.2%-1.1%]). Computed tomography showed pulmonary embolism in 674 patients (20.4%). Computed tomography excluded pulmonary embolism in 1505 patients, of whom 1436 patients were not treated with anticoagulants ; in these patients the 3-month incidence of VTE was 1.3% (95% CI, 0.7%-2.0%). Pulmonary embolism was considered a possible cause of death in 7 patients after a negative CT scan (0.5% [95% CI, 0.2%-1.0%]). The algorithm was completed and allowed a management decision in 97.9% of patients.

　すなわち，肺塞栓がないであろうとの臨床的判断がなされ，D-dimerも正常であった患者1,057例のうち1,028例は抗凝固薬投与が行われず，5例（0.5%：95%信頼区間0.2〜1.1%）で3か月以内に静脈血栓塞栓症が起きたと述べられている（なお，総症例数は3,306である）．CTスキャンで肺塞栓が除外診断された1,505例のうち1,436例は抗凝固薬投与が行われず，これらの患者の1.3%（95%信頼区間0.7〜2.0%）で3か月以内に静脈血栓塞栓症が起きたと述べられている．

　したがって，これらの結果をどう評価するかによって，著者らの用いた診断マネージメント戦略が効果的といえるか，その使用に伴う致死的および非致死的静脈血栓塞栓のリスクが低いといえるかが決まってくる．

　Introductionの部分で，従来の研究を引用し，In a recent study, recurrent venous thromboembolism (VTE) occurred in 1.7% of patients who initially had a low or intermediate probability for pulmonary embolism using the Geneva score, an abnormal D-dimer test result, normal bilateral compression ultrasound (CUS) of the leg veins, and a normal multidetector-row CT scan. と，あるアルゴリズムで肺塞栓の可能性が低いと判定された患者の1.7%でその後，静脈血栓塞栓症が起きていることが報告されていることを述べている．ここに述べられていることは，evidenceであり，ばらつきあるいは不確実性の指標である95%信頼区間も明記されている．

　したがって，直接比較したランダム化比較試験ではないが，発症率の数値だけをみれば，著者らの診断アルゴリズムによって，肺塞栓の可能性が低いと判定された患者における，静脈血栓塞栓症の発症は十分低いと結論に記述することは，大部分の読者と一致すると思われる評価であり，従来の診断アルゴリズムと静脈血栓塞栓症の発症率と比べて数値がより小さい，ということにも合致するといえるであろ

[Evidence と Rationale]

う*3．しかし，Conclusionsのこれらの文章をevidenceが記述されているということはできない．Evidenceに基づいたrationaleが書かれていると考えられる．

　もし，この論文のConclusionsを根拠にして，著者らの提唱する肺塞栓症の診断アルゴリズムを実際に患者に適用しようとした場合には，このConclusionsの記述そのものは，evidenceではなく，rationaleすなわち理論的根拠となる．

Comment部分に記述されているほかの研究との比較

　Comment*4の5つ目のパラグラフには，既報の類似の研究，すなわち異なる診断アルゴリズムを用いた研究との比較が述べられている．

Despite concerns that the sensitivity of CT for pulmonary angiography, the observed risk of subsequent symptomatic VTE in those patients in whom pulmonary embolism was excluded by CT was comparable to the risk reported after a normal pulmonary angiogram (3-month incidence, 1.3% [95% CI, 0.7%-2.0%] vs 1.7% [95% CI, 1.0%-2.7%], 16 respectively). In addition, in our study fatal pulmonary embolism occurred in 0.5% (95% CI, 0.2%-1.0%) of patients in whom CT had excluded pulmonary embolism, compared with 0.3% (95% CI, 0.02%-0.7%) after normal pulmonary angiography. Computed tomography has the potential advantage of providing additional diagnostic information for the presenting symptoms in patients without pulmonary embolism.
[comparable：匹敵する，比較できる；vs：versusの略で〜対〜の意味，A vs B　A対B]

　さて，ここで述べられていることは，この診断アルゴリズムを用いて肺塞栓が除外診断された患者で，その後，静脈血栓塞栓症を発症した率が低く，既報の研究とも差がないということであるが*5，これは，① authors' claim，② rationale，

---

*3　発症率の数値が小さいといっても，小さいと思うかどうかはそれぞれの評価者の主観による．たとえ統計学的な有意差があっても，臨床的意義があるかどうかの判断は主観的になってしまう．費用対効果からも判断できるが，ある程度主観に左右される．

*4　Journal of American Medical Association（JAMA）ではDiscussionではなくCommentという見出しが使われている．

③ evidenceのどれに該当すると考えられるであろうか．95%信頼区間が重なり合うので，これはevidenceといえるであろうか，それとも，直接2つの診断アルゴリズムを同時に比較したランダム化比較試験ではないので，rationaleとよぶべきであろうか？

　これは，rationaleとよぶべきと考える．レベルの低いevidenceという考え方も可能であろう．

＊5　thatを用いた文節で主文の動詞が過去形であってもthat句内が現在形で書かれていれば，過去のある時点で起きた事象ではなく，現在から将来にも通用する科学的事実と考えていることを示す．

Native's point of view

How often do native English speakers use English dictionaries when they read scientific papers?

To put yourself in the strongest position to understand what you are reading, arm yourself with as many reference tools as you can. Although native speakers usually do not need to consult an English-English dictionary when reading a scientific paper in their own field, they may well find unfamiliar words in a paper reporting research in some other scientific discipline. We recommend that you take advantage of the wealth of reference information available on the world-wide web. Take time to locate web-sites where you can look up the meaning of words in English and in your own language, and hone your skill at searching the internet. With good search strategies, you can gain valuable information about almost anything, including how other people use and understand a particular English phrase.

[arm：武装させる；discipline：専門分野；wealth of：大量の，豊富な]

[Evidence と Rationale]

Quiz クイズ 5

クイズ A

次の文章は, [文献] の Introduction からの引用である. これを読んで, 下線部分について以下の選択肢から正しいものを選ぶこと.

<u>A more efficient strategy</u> would consist of an algorithm with a dichotomized decision rule, D-dimer testing, and CT, in which pulmonary embolism is considered excluded in patients with an unlikely clinical probability score and a normal D-dimer test result, while CT is used in all other patients as the sole imaging method to make management decision. Therefore, we performed a prospective study in a large cohort of consecutive patients with clinically suspected pulmonary embolism to evaluate the effectiveness of this novel management strategy.

[dichotomize：二分する, 二値化する（2つの値のいずれかとなる）; sole：唯一の, 単独の; consecutive：連続した,〔ある一定期間に受診した患者で同意（consent）が得られた者をすべて対象にしたという意味〕]

ここで述べられている "より効率的な戦略"（a more efficient strategy）とは,
1. エビデンスに基づいている.
2. 理論的根拠に基づいている.
3. 主張に基づいている.

クイズ 5

クイズ B

次の文章は，［文献］のCommentからの引用である．これを読んで，以下の選択肢から正しいものを選ぶこと．

Several potential limitations in our study require comment. First, the absence of pulmonary embolism was not verified by pulmonary angiography. However, the clinical outcome after 3-month follow-up is widely accepted as an appropriate alternative to establish the safety of a diagnostic strategy, given a near-complete follow-up.

［verify：検証する；is widely accepted as……：……として広く受け入れられている；alternative：代わり，代替；given……：……が条件として満たされるなら］

著者らは肺血管造影で肺塞栓を検証しなくても3か月間フォローアップした場合の臨床アウトカムは診断戦略の安全性を確立するために適切であると，
1．理論的根拠に基づいて述べている．
2．主張している．
3．エビデンスを示している．

文献：Writing Group for the Christopher Study Investigators. Effectiveness of managing suspected pulmonary embolism using an algorithm combining clinical probability, D-dimer testing, and computed tomography. JAMA 2006；295：172-8. PMID：16403929

技6 Information と Knowledge

技の要点

1. 英語文献を読みこなすには，それぞれのテーマに関する知識がある程度必要である．基盤となる知識を別の文献や書籍で得ておくことが必要な場合もある．
2. 多くの文献を読み進めるに従い，知識が増え，読むのが容易になる．
3. 文献を読むときには，情報として記憶すべきこと，知識として記憶すべきことを考えながら読む．

　骨粗鬆症の診断における踵骨の定量的超音波検査の意義に関するメタアナリシスを取り上げて，情報（information）と知識（knowledge）について考えてみよう．

　情報はデータから構成されているが，データそのものは，知識の文脈のなかで位置づけされないと情報とはならない．知識は学習して獲得するもので，単なる情報ではない．データが一番下にあって，その上に情報，その上に知識がくるという3層の階層構造を構成する．論文を読む際には，通常，その論文のテーマに関するある程度の知識がすでにあって読むので，論文に書かれている文章は単なる文字の羅列，すなわちデータではなく，情報を含んでいる．もし，そのテーマについて，なにも知識がなければ，読んでも理解することができず，情報を得ることもできない．そして，情報を情報として記憶にとどめることも必要であり，さらに情報を組み合わせて高次の概念として知識として記憶にとどめることも必要となるであろう．

　ここで取り上げる論文は，診断法に関する論文で，Nayak S, Olkin I, Liu H, *et al*. Meta-analysis：accuracy of quantitative ultrasound for identifying patients with osteoporosis. Ann Intern Med 2006；144：832-41. PMID：16754925である．感度（sensitivity），特異度（specificity），陽性的中率（positive predictive value），臨床的意義などについて明確に記載されており，診断法に関する論文としてお手本となるものである．

Editors' Notes の記述

　Annals of Internal Medicine には，Editors' Notes という欄があり，Context（文脈），Contribution（寄与），Cautions（注意），Implications（意味）という見出しの元に Editors 編集委員の意見が書かれている．

Context
Can calcaneal quantitative ultrasound accurately identify adults with osteoporosis?

Contribution
This meta-analysis of 25 studies summarizes current knowledge about the accuracy of calcaneal quantitative ultrasound for identifying adults with a dual-energy x-ray absorptiometry（DXA）T-score of −2.5 or less at the hip or spine. The authors found no quantitative ultrasound thresholds at which sensitivity or specificity was sufficiently high to rule out or rule in DXA-determined osteoporosis.

Cautions
These studies did not evaluate the benefits or harms of including quantitative ultrasound in screening programs.

Implications
Calcaneal quantitative ultrasound results at commonly used thresholds do not definitively exclude or confirm DXA-determined osteoporosis.

［accurately：正確に；accuracy：正確度，正診率，精度；dual-energy x-ray absorptiometry（DXA）：二重エネルギーＸ線吸収法］

　Editors' Notes の記述を要約すると，「踵骨の定量的超音波測定が成人の骨粗鬆症を正確に診断できるかどうかを，DXA の T-score が−2.5 以下の者を識別できるかどうかで調べたが，それは困難であることが判明した」ということになる．さて，ここに書かれていることを理解するには，一定の知識が必要である．

　たとえば，「DXA の T-score が−2.5 以下を骨粗鬆症とするのはなぜか？」「感度（sensitivity），特異度（specificity）とはなにか？」「著者らは DXA によって診断される骨粗鬆症を診断するための閾値（threshold）を見いだせなかったとあるが閾値がなぜ問題となるのか？」．また，「この研究は，骨粗鬆症のスクリーニングプ

ログラムに定量的超音波測定を含める便益（benefits）と害（harms）について評価していないとあるがどういう意味か？」．これらの疑問をいだくのは，その知識がないからである*1．

英語論文を読んで知識を得ようとするわけであるが，データから情報を得て知識とするためには，あらかじめある一定の知識が必要となる．そして，英語論文を読んだ結果，新しい知識を得ることができれば，さらに別の新しい知識を得る準備ができたということになる．

あらかじめ必要な知識

この論文のIntroductionの部分の最初のパラグラフには骨粗鬆症がどのような疾患か，患者数や医療費がどれくらいか，スクリーニングに関するコンセンサスがまだないことなどについて記述されている．そして，2つ目のパラグラフに，DXAに関する解説と，WHOのDXAによる骨粗鬆症の診断基準が解説されている．したがって，このパラグラフを読むと，上記の疑問がほぼ解消される．
これを引用すると，

Dual-energy x-ray absorptiometry (DXA) is the most widely used method for diagnosing osteoporosis in most countries(13). This test involves positioning the body site of interest in the path of an x-ray beam and measuring beam attenuation, which is related to bone mineral content. Bone mineral density (BMD) is calculated as the ratio of bone content to the scanned area(14). The World Health Organization's (WHO) operational definition for osteoporosis is a BMD that is 2.5 SDs (T-scores) or more below the mean for young healthy adult women ; the WHO's operational definition of osteopenia is a T-score between −1 and −2.5(15). Numerous DXA devices are currently in use. Correlation between DXA BMD measurements

---

*1 この論文では診断法の診断能（diagnostic performance）について解析している．それだけでは，その診断法を用いてスクリーニングを実施した場合にどのようなbenefitが得られ，どのようなharmがあるかはわからない．すなわち，ランダム割付した2群で，その診断法を用いた場合と，そうでない場合を比較するランダム化比較試験を行わないと，この疑問には答えることができない．骨粗鬆症のスクリーニングであれば，脊椎骨折と大腿骨頸部骨折をアウトカムとして，ランダム化比較試験を行う必要があるが，この論文の結果からは，感度，特異度が低いため，踵骨の定量的超音波測定でランダム化比較試験を行う臨床的意義はないと考えられる．

obtained at the same central site（lumbar spine or femoral neck）with different devices has been reported to be 0.92 to 0.99 in several studies（16-19）.
［attenuation：減衰；operational definition：操作的定義；osteopenia：骨減少症；device：装置；lumbar spine：腰椎；femoral neck：大腿骨頸部；BMD：bone mineral density］

　すなわち，DXAによる骨塩量あるいは骨密度（bone mineral density）の測定が骨粗鬆症の診断に広く用いられており，T-scoreとよばれる測定値が若い健康な女性の測定値の平均値-2.5標準偏差（SD：standard deviation）以下の場合が骨粗鬆症，-1から-2.5標準偏差の間は骨減少症と診断するということがわかる．このことを知識として得ると，上記の「DXAのT-scoreが-2.5以下を骨粗鬆症とするのはなぜか？」という疑問が解消する*2．Introductionの部分には，研究の背景が記述されているが，それを読んでも十分理解できないことがある場合には，教科書やそのほかの論文，特にReview articleを読むことが必要になるであろう．
　さて，この論文の結論は「踵骨の定量的超音波測定が成人の骨粗鬆症を正確に診断できない」ということであることが，Editors' Notesから判明したので，これ以上詳細を読む必要がないと判断してもいいかもしれないが，「骨粗鬆症の診断には使えない」という根拠についてもう少し読み進めてみたいと思う．

検査後確率についての記述

　この論文のResultsは "Study design characteristics"，"Assessment of potential sources of bias"，"Diagnostic sensitivity and specificity of the quantitative ultrasound index parameter"，"Robustness*3 analysis"，"Post-test probability of DXA-determined osteoporosis at the hip or spine"，"Analysis of other quantitative ultrasound Parameters" の見出しの元に記述されている．
　このなかで，"Post-test probability of DXA-determined osteoporosis at the hip or spine" の項に検査後確率について記述されている．
　最初のパラグラフは，T-scoreの閾値を-0.5，-1，-1.5にした場合，50歳台お

＊2　椎骨と大腿骨頸部の骨密度が重要な理由は，骨粗鬆症のアウトカムとして，これらの骨折が重要であるためである．

＊3　Robustnessとは堅牢性のこと．適用範囲が広く，破綻をきたすことがないということを意味する．

よびそれ以上の年齢層における検査前確率pretest probabilityと陽性の場合および陰性の場合の検査後確率がTable 2として示されており，その解説が記述されている．それに続いて，2つ目のパラグラフが次のように記述されている．

To apply the information in Table 2 clinically, suppose we screened a white woman 60 to 69 years of age from the general U.S. population (prevalence of osteoporosis, approximately 22% [96]) using a quantitative ultrasound index T-score threshold of –1. Her post-test probability of DXA-determined osteoporosis, given a positive quantitative ultrasound result (that is, T-score ≦1), would be approximately 34% (CI, 26% to 41%). Alternatively, if this patient had a negative quantitative ultrasound result (that is, T-score ＞1), then her post-test probability of having DXA-determined osteoporosis would be approximately 10% (CI, 5% to 12%). When lower quantitative ultrasound index T-score cutoff thresholds (for example, –1.5) are used, the false-negative rate increases and positive quantitative ultrasound results still do not conclusively rule in DXA-determined osteoporosis. Likewise, when pretest probability of DXA-determined osteoporosis is higher (for example, in older patients) at any given quantitative ultrasound cutoff threshold, the number of false-negative results increases and positive quantitative ultrasound results still do not confirm DXA-determined osteoporosis.

[suppose：～としよう；alternatively：あるいは；conclusively：最終的に；rule in：確定診断する；likewise：同様に]

ここでは，60～69歳の一般的米国女性の例を取り上げて，検査後確率の値を具体的に示している．この年齢層における骨粗鬆症の有病率は22％であることが知られている．これからT-scoreの閾値–1の場合の検査後確率を算出すると，陽性の場合すなわちT-scoreが–1以下の場合は34％（陽性的中率に相当する），陰性の場合すなわちT-scoreが–1を超える場合は10％（100－陰性的中率に相当する）となる*1．さらに，カットオフ閾値を–1.5と低くしても，偽陰性率が上昇し，陽性所見の場合の検査後確率も十分高くならないこと，また，有病率がより高いより高齢の場合でも同様であると述べている．

知識としてとどめておくべきこと

　この論文には，random-effects model（ランダム効果モデル）を用いて，さまざまなカットオフ閾値と，感度と特異度の関係を求めたこと，receiver operating characteristics（ROC）analysis（ROC解析）を行いarea under the curve（AUC）を算出したこと，regression analysis（回帰分析）を行い，回帰分析モデルの95％信頼区間の計算には，working-hotelling methodを用いたことなどが書かれており，診断に関する統計学的な手法についても情報が得られる．
　さて，この論文を読んだあと，知識としてなにをとどめておくべきであろうか．まず第一はAbstractのConclusionsにある以下の記述であろう．

Conclusions：The currently available literature suggests that results of calcaneal quantitative ultrasound at commonly used cutoff thresholds do not definitively exclude or confirm DXA-determined osteoporosis. Additional research is needed before use of this test can be recommended in evidence-based screening programs for osteoporosis.

　すなわち，踵骨の定量的超音波測定は骨粗鬆症のスクリーニング法として推奨することは現時点ではできないということである．
　そして，感度80％程度になるようにカットオフ閾値を設定すると特異度は60％程度で，診断能が高いとはいえず，検査後確率がそれほど変化しないということを記憶しておけばいいのではないだろうか．

＊4　定量的超音波測定の閾値−1の場合の感度は79％（95％信頼区間69〜86％），特異度58％（95％信頼区間44〜70％）であることが，Robustness analysisの項にTable 1として示されている．

[Information と Knowledge]

Quiz クイズ6

クイズA

次の文章は，［文献］のIntroductionからの引用である（一部改変）．これを読んで，下線部分について以下の選択肢から正しいものを選ぶこと．

Correlation coefficients between calcaneal quantitative ultrasound measurements and DXA BMD at the spine or the hip have ranged between 0.27 and 0.7 in several larger studies (41-51). Thus, several researchers have suggested that quantitative ultrasound could be used as a prescreening test to reduce the number of patients who require additional DXA testing (52-61). We performed a systematic review to **address three questions** relevant to such a strategy.

［calcaneal：踵骨の（calcaneal bone：踵骨）］

1. 「3つの質問を送る」という意味である．
2. 「3つの質問を公式に取り上げる」という意味である．
3. 「3つの質問に答えを出すため」という意味である．

クイズ6

クイズ B

次の文章は，[文献] の Abstract の Conclusions からの引用である．これを読んで，下線部分について以下の選択肢から正しいものを選ぶこと．

The currently available <u>literature suggests</u> that results of calcaneal quantitative ultrasound at commonly used cutoff thresholds do not definitively exclude or confirm DXA-determined osteoporosis.

[literature：文献；currently：現在（のところ）；confirm：確定する]

1. literature は多数あるので literatures と複数形にし，suggest とすべきである．
2. literature は非可算名詞で，単数形で用いるのでこのままでよい．
3. literature は複合的内容なので，suggest と複数形に対応した動詞にすべきである．

文献：Nayak S, Olkin I, Liu H, *et al.* Meta-analysis：accuracy of quantitative ultrasound for identifying patients with osteoporosis. Ann Intern Med 2006；144：832-41. PMID：16754925

技7 医学文献検索に必要な英語とは？

技の要点

1. クリニカルクエスチョンの既存の様式に知りたい語句を当てはめ，英語のクリニカルクエスチョンを作成できる．
2. クリニカルクエスチョンに合わせて，PECO，PICOの各項目に相当する英語の語句を想起するには，① PubMedのMeSH Databaseを検索すること，② 試験検索結果からAbstractに目を通すこと，③ 英語の教科書の該当部分に目を通すことが有用である．

クリニカルクエスチョンを構成する4つの要素：PECOとPICO

バーチャル大腸鏡で大腸癌の診断ができるという記事が新聞で紹介されていたのを読み，次のような疑問がわいてきた．「バーチャル大腸鏡の感度・特異度は通常の大腸鏡より高いのだろうか？」．そこで，文献検索を行うことにした．

適切な文献検索は，適切なクリニカルクエスチョンの作成から始まる[1]．クリニカルクエスチョンを構成する4つの要素は，①patients，②exposure，③control (comparison)，④outcome，または，①patients，②intervention，③control (comparison)，④outcomeである[2]．さらに，その解答を提供しうる臨床研究のデザインがなにであるかも考慮すべきである．

クリニカルクエスチョンで頻度の高い順に並べると，以下のようになる[3]．

1. What is the drug of choice for condition x?
2. What is the cause of symptom x?
3. What test is indicated in situation x?
4. What is the dose of drug x?
5. How should I manage condition x (not specifying diagnostic or therapeutic)?
6. What is the cause of physical finding x?

7. How should I treat condition x (not limited to drug treatment)?
8. What is the cause of test finding x?
9. Can drug x cause (adverse) finding y?
10. Could this patient have condition x?

ここにあげた英語は簡単なので，クリニカルクエスチョンの作成の際に参考にするのは難しいことではない．WhatやHowで始まるものと，CanあるいはCouldで始まる疑問形のいずれかであることがわかる．xの部分に自分の知りたい語句を当てはめて，クリニカルクエスチョンを作成すればよい．

さて，ここでのクリニカルクエスチョンは，このリストには適合するものがない．Taxonomy of generic clinical questionsについて述べている文献[3]からリンク（http://bmj.com/cgi/content/full/321/7258/429/DC1）をたどると，さらに頻度の低いクリニカルクエスチョンもリストアップされており，そのなかに次のような記述を見つけた．なお，taxonomyとは分類のことである．

How good is test x in situation y? OR What are the performance characteristics (sensitivity, specificity, etc.) of test x in situation y? OR What is the efficacy of screening with test x? OR What is the efficacy of screening for condition y?

これに沿ってクリニカルクエスチョンを作成すると，What are the performance characteristics of virtual colonoscopy for patients with colon cancer?となる．つまり，「バーチャル大腸鏡の大腸癌患者における診断能の特徴はなにか」ということになる．

この表現から，上記のPICOに相当する語句を想起（recall）すると次のようになる．

P：adults
I：virtual colonoscopy
C：colonoscopy またはoptical colonoscopy
O：colon cancer

すなわち，成人を対象とし，通常の大腸鏡とバーチャル大腸鏡で，大腸癌の検出を比較した横断研究を検索することになるであろう．

PubMed の MeSH Database を利用する

　ここで，英語に不慣れな場合，これらの語句が適切かどうかの判断，あるいはこれらの語句の想起自体に困難を感じるかもしれない．その場合には，PubMed（http://www.ncbi.nlm.nih.gov/pubmed）でMeSH[*1] Database を検索するとヒントが得られる．たとえば，MeSH Database で colon を検索すると，1. Colon, 2. Colorectal Surgery, 3. Colonic Neoplasms, 4. Sigmoid Neoplasms, その他がリストアップされる．Colon cancer という語句は，出てこないことがわかる．試しに，colon cancer で検索すると，Suggestions として，Colon cancer；Colon cancers；Cancer, colon；Colonic cancer；Cancers, colon, Colonic cancers；Cecal cancer；Cancer colonic などが出てきて，MeSH Term としては，1. Colonic Neoplasms, 2. Sigmoid Neoplasms, 3. Colorectal Neoplasms, Hereditary Nonpolyposis がリストアップされる．

　そこで，colonic neoplasms で MeSH Database を検索し，分類のツリー構造を確認しておく．この作業は，MeSH Term の階層構造を確認するために重要である．colonic neoplasms の場合は，その上下のMeSH Term は次のようになっていた．

　　Gastrointestinal Neoplasms
　　　　Intestinal Neoplasms
　　　　　　Colorectal Neoplasms
　　　　　　　　Colonic Neoplasms
　　　　　　　　　　Adenomatous Polyposis Coli

　すなわち，もし直腸癌も含めるのであれば，colonic neoplasms の上位概念である colorectal neoplasms を用いたほうがよいということがわかる．

試験検索を繰り返す

　そこで，adults AND virtual colonoscopy AND colorectal neoplasms ［mh］

[*1] MeSH：medical subject headings，すなわち医学主題見出しのことであり，その論文の主題がなにかを示す語句をインデクサーが付与したものである．主要主題は［majr］，通常の主題は［mh］または［mesh］で指定できる．

でまず試験検索を行ってみよう．86件の文献が得られた．この程度であれば，数が少ないので，このままでもチェックするのは容易である．Detailsを開いて，PubMedのAutomatic Term Mappingがどのように機能したかを確認してみると，("adult" [MeSH Terms] OR adults [Text Word]) AND ("colonography, computed tomographic" [MeSH Terms] OR virtual colonoscopy [Text Word]) AND "colorectal neoplasms" [MeSH Terms] で実際の検索が行われたことが確認できた．さらに，colonography, computed tomographicをMeSH Databaseで検索すると，virtual colonoscopyがEntry Terms[*2]に含まれていた．

Entry Termsは，対応するMeSH Termがあれば，それとORで結合して検索が行われるが，1つのMeSH Termに複数のEntry Termsが対応づけられているので，フリータームとして検索する場合，そのうちのどれを用いるかで検索結果が変わってくる．

検索式からadultsを除くと244件，adultsをasymptomatic adultsにすると8件となる．

文献検索において，PECOあるいはPICOの4つの要素を検索式にすべて含む必要があるわけではない．4つの要素を含むクリニカルクエスチョンを作成することは，それに合わせて検索式を作成する際に有用であることは間違いないが，適切な検索式に4つの要素を必ず含まなければならないというわけではない[*3]．むしろ，試験検索を繰り返して，適切な検索式を作成する柔軟性が重要である．常に，自分の語句の想起の不十分さや思い込みによる間違いに注意する必要がある．

colorectal neoplasms [mh] AND virtual colonoscopy AND (sensitivity OR specificity) で検索すると，118件得られた．このように，診断に関する論文を検索する場合には，sensitivity, specificity, likelihood ratio, accuracyなどの語句を組み合わせるのも特異性を高めることになるが感度は低下する．

さて，英語の教科書で，大腸癌の診断の項に目を通すのも検索式の作成に役に立つし，試験検索で得られた文献のAbstractに一部目を通すことも検索式の作成に役立つ．特に，自分が専門でない，あまり知識のない領域の文献検索の場合にはこれらが有用である．

[*2] Entry Terms：synonym，すなわち同義語のことである．

[*3] 研究デザインは [pt] で指定できる．ptはpublication typeの略である．randomized controlled trial [pt]，meta-analysis [pt]，clinical trial [pt]，controlled clinical trial [pt]，case reports [pt] などがある．

文献

1) Hersh WR, Crabtree MK, Hickam DH, et al. Factors associated with successful answering of clinical questions using an information retrieval system. Bull Med Libr Assoc 2000 ; 88 : 323-31. PMID : 11055299
2) Villanueva EV, Burrows EA, Fennessy PA, et al. Improving question formulation for use in evidence appraisal in a tertiary care setting : a randomised controlled trial [ISRCTN66375463]. BMC Med Inform Decis Mak 2001 ; 1 : 4. PMID : 11716797
3) Ely JW, Osheroff JA, Gorman PN, et al. A taxonomy of generic clinical questions : classification study. BMJ 2000 ; 321 : 429-32. PMID : 10938054

Native's point of view

What is the difference between *sample size* on the one hand and *number of participants* or *number of subjects* on the other?

The power of statistics is that we may know something about the individual members of a population of people or things without having to examine all members, but rather by examining a sample drawn from the population in some suitable way. The phrase *sample size* can be used regardless of the nature of the population, whether animate or not. The phrase *number of participants* implies that members of a population are capable of participating. Humans are certainly capable of participating with explicit consent, and there are other populations as well whose members, in spite of being non-human, are considered to 'participate', such as sub-atomic particles participating in high-energy collisions. The phrase *number of subjects* is appropriate for populations of people and experimental animals.

[suitable：適切な ; animate：生命のある]

Quiz | クイズ7

クイズ A

次の文章は，[文献] からの引用である．これを読んで，解釈として正しいものを以下の選択肢から選ぶこと．

The new diagnostic method compares favorably with the conventional imaging modalities CT scan and MRI.

1. The new method is similar to the conventional methods in its diagnostic performance.
2. The diagnostic performance of the new method has been compared to the conventional methods.

クイズ B

次の文章は，[文献] からの引用である．これを読んで，解釈として正しいものを以下の選択肢から選ぶこと．

The sensitivity and specificity of virtual colonoscopy and the sensitivity of optical colonoscopy were calculated using the findings of the final, unblinded optical colonoscopy as the reference standard. The sensitivity of virtual colonoscopy for adenomatous polyps was 93.8 percent for polyps at least 10mm in diameter.

1. The sensitivity of optical colonoscopy was not described in the report, and it should have been.
2. It is self-evident that the sensitivity of optical colonoscopy is 100%.

文献：Pickhardt PJ, Choi JR, Hwang I, *et al.* Computed tomographic virtual colonoscopy to screen for colorectal neoplasia in asymptomatic adults. N Engl J Med 2003；349：2191-200. PMID：14657426

技 8 この文献は読むべきか？

技の要点

1. Title と，Abstract の Conclusion の部分をまず読んで，全体を読むべきか判断する．
2. PE(I)COD の各項目を表す語句が Abstract に含まれているかどうかをチェックする．
3. Abstract 全体を読んで meaningfulness をチェックする．

取り上げる文献は診断に関するもので，Rathbun SW, Whitsett TL, Raskob GE：Negative D-dimer result to exclude recurrent deep venous thrombosis：a management trial. Ann Intern Med 2004；141：839-45. PMID：15583225 である．

ここでは，MEDLINE で文献検索を行い，引き出された文献集合から，どの文献を読むべきかを決める際の，英語への対処法について述べる．

「深部静脈血栓の患者で血漿 D-dimer の測定結果が陰性の場合，陽性の場合と比べ深部静脈血栓の再発が少ないか」という臨床上の疑問（clinical question：CQ）を想定して話を進める．研究デザインとしては，コホート研究か症例対照研究が想定される．

P（patients）：Patients with deep vein[*1]（または venous）thrombosis.
E（exposure）：Positive plasma D-dimer.
C（control）：Negative plasma D-dimer.
O（outcome）：Recurrent deep vein thrombosis.
D（design）：Cohort study or case-control study.

[*1] vein は「静脈」の名詞形，venous は形容詞形である．vein thrombosis と2つの名詞の連続は問題ない．名詞は3つまで連続しても構わない．PubMed の MeSH では "venous thrombosis" が使われている．

"なにを知りたいか"を明確にしておくことがまず必要である．それが漠然としている場合には，教科書あるいはそれに準じるものやPubMedで試験検索*2を行い，基礎知識を得ておく必要がある．そして，"PECODのそれぞれの項目を表現する語句を明確に"しておくことが重要である．

PubMedで得られるもの

PubMed（http://www.ncbi.nlm.nih.gov/PubMed）では，Abstractまでは読むことができるので，文献検索後その論文の全文を読むべきかどうかは，論文のTitleとAbstractを読んで決める．オンラインに全文が公開されている論文もあり，また，全文が公開されている雑誌の論文のデータベースとしてPubMed Central （http://www.pubmedcentral.gov）もあるが，すべての論文の全文をオンラインで読むことはできない．論文のTitleとAbstractから論文の内容をできるだけとらえる作業は，多数の検索結果から全文を読むべき論文を選択するために必要である．PubMedの検索結果には，必ず目的以外のあまり関連のない論文が混入するのは避けられないことからも，このような作業が必要となる．

その場合に，TitleとAbstractをすべて読まなくても，目的に合致した論文を選び出すことは可能である．最初は一部を読んで，必要に応じて読む部分を拡大していけばよい．最初に一部を読んだ段階で読む必要がないと判断できれば，残りの部分は読まずに次の論文の評価へ移ることができる．多忙なわれわれには，そのような戦略が必要である．

Titleと，AbstractのConclusion

したがって，まず最初に読むべき部分は，Titleと，AbstractのConclusionである．短時間で論文の内容を推測できるからである．ここで取り上げた論文のTitleは"Negative D-dimer result to exclude recurrent deep venous thrombosis：a management trial"である．これを読むだけで，「D-dimerが陰性の場合に，深部

＊2 ここでPubMed検索に用いた検索式は，d-dimer AND deep vein thrombosis AND（cohort [tw] OR case-control [tw]）AND human [mh] である．Detailsは（"fibrin fragment D" [Substance Name] OR d-dimer [Text Word]）AND（（"venous thrombosis" [TIAB] NOT Medline [SB]）OR "venous thrombosis" [MeSH Terms] OR deep vein thrombosis [Text Word]）AND（cohort [tw] OR case-control [tw]）AND "humans" [MeSH Terms] であり，56件の文献が引き出された．

静脈血栓の再発が低頻度らしい」こと,「D-dimer 測定を行って,患者のマネージメント法を設定するプロトコールが検討された」らしいことがわかる.Title には,その論文の内容を表すキーワードが含まれているのが普通なので,Title を読むことによって,"論文の内容を推測"することができる.

一方,Conclusion の部分は,構造化抄録[*3]（structured abstract）として Conclusions の部分に書かれており,クイズ8Bの英文がそれである.これを読むと,「"意味のある結果"が得られている」らしいことがわかる.構造化抄録の形式でない Abstract では,多くの場合,Abstract の,最後の1～3つの文章が Conclusion に相当するので,その部分を読む.

多くの場合,Title と Conclusion を読むだけで内容の推測が十分できるが,もしよくわからなければ,Background, Objective, Hypothesis の部分にも目を通す必要があるであろう.

PE(I)CO に合致しているか

Title と Conclusion を読んで,CQ に解答を提供しそうな論文であることがわかったら,さらに Abstract 全体に目を通すことになる.まず,CQ の PE(I)CO の各項目と研究デザインが目的に合っているかどうかをチェックすべきである.前項で述べたように,文献検索を行う動機となるのは CQ である.CQ を構成する4つの要素はそれぞれ,できるだけ詳細に定義したほうが文献検索もやりやすいし,選定作業も容易となる.評価しようとする論文がその CQ に答えを提供しうるかどうかは,CQ の4つの項目に一致した内容かどうかと研究デザインをチェックすることで判断できる.

特に,ここで取り上げた論文が掲載されている Annals of Internal Medicine のように,Abstract が構造化抄録となっており,Background, Objective, Design, Setting, Patients, Intervention, Measurements, Results, Limitations, Conclusions と項目別の見出しの元に記述されている場合には,CQ の4つの項目と,研究デザインが目的と合致するかを決めやすい.

ここで取り上げた論文の Abstract の各項目について記載順にみると,

[*3] 一次研究の構造化抄録は,①Objective（目的）,②Design（研究デザイン）,③Setting（セッティング）,④Patients or other participants（対象者）,⑤Intervention〔介入（要因曝露）〕,⑥Main outcome measures〔エンドポイント（アウトカム）〕,⑦Results（結果）,⑧Conclusions（結論）,の8項目からなるのが一般的であるが,それぞれのジャーナルによって異なる.

DESIGN：Prospective cohort study.
PATIENTS：300 consecutive patients with suspected recurrent DVT.
INTERVENTION：Patients underwent d-dimer testing at presentation. In patients with negative D-dimer results*4, heparin therapy was withheld, and no further diagnostic testing for DVT was done as part of the initial evaluation. Patients with positive D-dimer results underwent compression ultrasonography.
MEASUREMENTS：The primary outcome measure was a diagnosis of new symptomatic venous thromboembolism confirmed by diagnostic testing during the 3-month follow-up period.

となっており，下線の部分を見るだけで，おおよそ目的に合致していると知ることができる*5．すなわち，知りたいことが明確になっていれば，英文全体を読まなくても，キーワードがあるかないかだけを見ていくだけで内容を推測することができる．そして，ここでいうキーワードはPE(I)COと研究デザインを表現する語句に相当する．すでに述べたように，PE(I)CODの各項目を表現する語句を明確にしておくことは，効率よい文献検索だけでなく，文献の選定のためにも重要である．

Meaningfulnessとは

さて，以上より，この論文が自分の知りたいことが書いてあるらしいこと，言い換えると，CQに答えを提供してくれる論文である可能性が高くなってきた．そこで，Abstract全体を読むことにする．この時点では，meaningfulnessという概念で文献の評価をする．

Meaningfulnessとは「意味をなすか」という意味であり，understandable「理解できる」かどうかという意味である．すなわち，読んでも理解できないのであれば，知識を得ることはできないので，論文を読む意味がないことになる．したがっ

---

*4 resultsは名詞resultの複数形であり，いくつかの「結果」があることが想定されている．resultは自動詞として「起こる」「……の結果となる」という意味で使われることもある．

*5 英語は単語がスペースで区切られているので語句の判定がやりやすい．一方，日本語は漢字があるため語句の判定ができるが，もしすべてを仮名あるいはローマ字で連続して書かれれば，非常に読みにくくなってしまう．

て，meaningfulness は判定者によって異なる場合もあるし，同じ判定者でも読む時期が変われば異なる結果になる場合もある．Abstract を読んで，ほとんどあるいはおおよそ理解できれば，全文を読む価値があると判断する．したがって，Abstract 全体を読む際には，meaningfulness を考えながら読むとよい．

Native's point of view

What do you think of *narrative-based medicine*? What does *narrative* mean? Does it mean *stories*?

A narrative is a story or an account of a sequence of events in the order in which they happened. In narrative-based medicine, professionals not only use stories but actually become characters themselves in the stories. Advocates of narrative-based medicine have presented arguments as to why an orientation to and understanding of narratives help medical professionals to better facilitate the healing process. Narratives take part in the process of educating medical professionals ; it is more natural for learners to gain knowledge about a disease through stories about a patient with the disease. Reading or hearing a story about a patient raises emotions and imagery connected with that patient and his or her experience with the disease. These images and feelings strengthen the learner's ability to remember and to comprehend a disease and its effects on real human beings.

[account：報告，説明；character：登場人物；advocate：支持者，賛同者；orientation：方向性；comprehend：〜をよく理解する]

Quiz | クイズ 8

クイズ A

次の文章は，[文献］からの引用である．これを読んで，解釈として正しいものを以下の選択肢から選ぶこと．

Measurement of plasma D-dimer by using an automated quantitative assay may be useful as a rapid exclusion test in patients with suspected recurrent DVT.

1. This trial tested whether an assay of plasma d-dimer is useful to distinguish new, recurrent DVT from the post-thrombotic syndrome or other causes of leg pain and swelling.
2. The accuracy of an assay of plasma d-dimer in diagnosing new, recurrent DVT has been confirmed.

クイズ B

次の文章は，[文献］からの引用である．これを読んで，解釈として正しいものを以下の選択肢から選ぶこと．

Measurement of plasma D-dimer by using the automated quantitative assay STA-Liatest D-di seems to provide a simple method for excluding acute recurrent DVT in symptomatic patients.

1. Authors have concluded that the new assay should be used in any hospital setting.
2. The use of the expression "seems to" by these authors shows that they are not completely sure about the interpretation of the results of the new assay.

文献：Rathbun SW, Whitsett TL, Raskob GE. Negative D-dimer result to exclude recurrent deep venous thrombosis：a management trial. Ann Intern Med 2004；141：839-45. PMID：15583225

技 09 自分の知りたいことが書いてあるかどうかを探しながら読む

技の要点

1. 興味ある論文を読む際に全部読む必要があるかどうかは読者の目的と論文の内容による．
2. Title，AbstractのConclusionsをまず読み，さらに読み進めるか判断する．
3. 読み進めると判断したら，次はAbstractの残りの部分を読み，自分の疑問に思うこと，知りたいことを思い浮かべておく．
4. 本文から知りたいと思ったことを書いてある場所を探しながら読む．特に，Methodsの部分から，研究デザイン，対象者，介入，アウトカム，サンプルサイズ設計，統計学的解析法など読みとる．
5. 主要アウトカムの結果を読み，さらに残りを読むかどうか判断する．

興味ある論文を読む

クリニカルクエスチョンからPubMed検索，文献選定，批判的吟味という手順で論文を読むばかりでなく，メールで送られてきた主要医学雑誌の最新号の目次をみて，興味ある論文を読む場合もあるであろう[*1]．あるいは，購読している雑誌の目次から興味ある論文がみつかって，それを読みたいと思う場合もあるであろう．読みたいという気持ちが起きるかどうかは，常日頃抱いていた疑問に答えられるような論文と思われる場合，普段からもっと知りたいと思っていることに関する論文と思われる場合，また，目次を読んでいる際に興味が喚起される場合もあるであろう．

そのような場合，自分が知りたいことが書いてあるかどうかという視点で論文を

[*1] たとえばNew England Journal of Medicineは，登録すると，最新号のTable of contentsがメールで送られてくる．

読むことになるであろう．すなわち，論文のTitleから，自分の興味ある主題の論文かを判断し，実際に全文を読んだ後で，最初の予想が合っていたといえる場合もあれば，そうでない場合もあるだろう．最終的に論文に書かれている情報を正しく把握するまでに，どの部分をどのように読んでいけばよいのか，一つの例として糖尿病におけるインターロイキン-1（IL-1）拮抗薬に関する論文を取り上げて，その過程を紹介したい．

TitleとAbstractのConclusionsを読む[*2]

さて，New England Journal of Medicineの356巻15号の目次をみていたところ，"Interleukin-1-receptor antagonist in type 2 diabetes mellitus."というTitleの論文があった（Larsen CM, et al. N Engl J Med 2007；356：1517-26. PMID：17429083）．なぜこの論文に興味をもったのか．それは，① 自分が診療している疾患の一つである2型糖尿病が対象である，② IL-1が糖尿病と関係があることを知らなかったので，そのことについて知りたい，③ IL-1受容体拮抗薬の効果をみた論文らしいので，ランダム化比較試験かもしれない，したがって，臨床的意義が高いであろう，と考えたからである．すなわち，① 自分の行う診療分野に直結している主題らしい，② 自分のよく知らないことが主題らしい，③ 臨床的意義が高いらしい，という3点からこの論文を読んでみたいと思った．

Titleは，通常多くても20語くらいの短い文章なので，読むのに時間はかからない．次に，AbstractのConclusionsの部分を読む．

"CONCLUSIONS：The blockade of interleukin-1 with anakinra improved glycemia and beta-cell secretory function and reduced markers of systemic inflammation.（ClinicalTrials. gov number, NCT00303394 ［ClinicalTrials. gov］.）."

[*2] New England Journal of MedicineのAbstractは伝統的な構成になっており，BACKGROUND：METHODS：RESULTS：CONCLUSIONSの4項目からなる．一方，Annals of Internal Medicineはより多くの項目に構造化されており，BACKGROUND：OBJECTIVE：DESIGN：SETTING：MEASUREMENTS：RESULTS：LIMITATIONS：CONCLUSIONSの8項目からなる．さらに，システマティックレビューやメタアナリシスの場合は，BACKGROUND：DATA SOURCES：STUDY SELECTION：DATA EXTRACTION：DATA SYNTHESIS：LIMITATIONS：CONCLUSIONSの7項目からなっている．臨床研究の場合は，後者のほうが，情報の把握が容易である．

すなわち,「anakinraによるIL-1の阻害は血糖とβ細胞の分泌機能を改善し,全身性炎症のマーカーを減少させた」と書かれており,さらに,臨床試験の事前の登録がClinicalTrials.govでなされていることと,登録番号が記されている[*3].

　この内容から,アウトカムは血糖とインスリンのような膵ランゲルハンス氏島β細胞の分泌,および,炎症のマーカー,おそらくCRPらしいことがわかる.したがって,このConclusionsを読んだ時点で,生存の改善や網膜症の発生抑制,脳卒中のリスク低下など,患者のベネフィットを直接証明した研究ではないので,これ以上,読むのはやめるという判断をする場合もあるであろう.しかし,anakinraが血糖を改善することが証明されていれば,将来これらのアウトカムに対する研究が行われる可能性もあると考え,読み進めることにする.

AbstractのBackgroundを読む

　次に,AbstractのBackgroundの部分を読むことにする.読者によっては,タイトルからこの研究の背景については,読まなくても十分理解でき,Backgroundは飛ばして,Methodsを次に読もうと考えるかもしれない.この論文の場合は,それでも十分かもしれないが,まず,Backgroundを読むことにする.Backgroundは以下の1つの文章からなる.

"BACKGROUND: The expression of interleukin-1-receptor antagonist is reduced in pancreatic islets of patients with type 2 diabetes mellitus, and high glucose concentrations induce the production of interleukin-1 beta in human pancreatic beta cells, leading to impaired insulin secretion, decreased cell proliferation, and apoptosis."

「インターロイキン-1受容体拮抗成分の表現が2型糖尿病患者の膵島で減少しており,高血糖はヒト膵β細胞のインターロイキン-1βの産生を誘導し,インスリン分泌の障害,細胞増殖とアポトーシスの低下に至る」

[*3] 人が対象で,介入を加える研究は研究開始前に一定の要件を満たしたウェブサイトに登録することが求められており,日本では,UMIN（University hospital Medical Information Network, http://www.umin.ne.jp）にそのようなサイトが設けられている.この登録をしていない研究の論文はNew England Journal of Medicineなどの医学雑誌に投稿しても受け付けてもらえない.

この文章は，基礎的な研究結果について述べており，*in vitro* の実験結果なのか，*in vivo* でもこのような現象が観察されているのかはよくわからないといえよう．「高血糖はヒト膵β細胞のインターロイキン-1βの産生を誘導し」の部分は糖尿病の患者で血糖とIL-1βの相関を調べた研究があるのか，*in vitro* での培養細胞を用いた研究の結果なのか，どちらもありうるように思われる．細胞増殖については，*in vitro* の研究の可能性が高いので，全体としては *in vitro* の基礎的な研究について言及しているように思われるが，ここまで読んだ段階では，断定はできない．

AbstractのMethodsを読む

　続いて，AbstractのMethodsの部分を読み進めよう．この部分では，研究デザイン，サンプルサイズ，介入，アウトカム，などがなにかに注目しよう．

　"METHODS：In this double-blind, parallel-group trial involving 70 patients with type 2 diabetes, we randomly assigned 34 patients to receive 100mg of anakinra（a recombinant human interleukin-1-receptor antagonist）subcutaneously once daily for 13 weeks and 36 patients to receive placebo. At baseline and at 13 weeks, all patients underwent an oral glucose-tolerance test, followed by an intravenous bolus of 0.3g of glucose per kilogram of body weight, 0.5mg of glucagon, and 5g of arginine. In addition, 35 patients underwent a hyperinsulinemic-euglycemic clamp study. The primary end point was a change in the level of glycated hemoglobin, and secondary end points were changes in beta-cell function, insulin sensitivity, and inflammatory markers."

　まず，二重盲検平行群試験で，70名の2型糖尿病患者をランダム割付したと記載されているので，小規模のランダム化比較試験であることがわかる．100mgのanakinraを投与された34名とプラセボを投与された36名の2群を比較しているが，サンプルサイズがかなり小さいので，想定されたアウトカムの差がかなり大きかったことが想像される．症例数が35名ずつと同数になっていない[*4]のは，ちょっと

[*4] 介入によるベネフィットがかなりの確度で期待でき，プラセボ群に割り付けることが倫理的に抵抗があるなどの理由で，介入群により多く割り付けることが行われることもあるが，統計学的検出力は同数にする場合が最大となるので，多くのランダム化比較試験で2群を比較する場合は，同数になるように割付が行われる．

不自然な感じがする．おそらく，脱落例があったことと，治療企図解析（intention-to-treat analysis）は行われていないことが推測される．

介入は，anakinra投与であるが，遺伝子組み換えヒトIL-1受容体拮抗薬で，100mgを1日1回皮下注射し，13週間投与している．対照はプラセボである．

最後の文章で，アウトカムについて記載されている．主要エンドポイントは糖化ヘモグロビン，副次エンドポイントはβ細胞機能，インスリン感受性と炎症マーカーの変化である．これらの文章の間の部分で，具体的なアウトカムの測定について述べられている．治療開始前と13週時に経口糖負荷試験，その後の0.3g/kgのグルコースの1回静脈投与，0.5mgのグルカゴン，5gのアルギニンの投与を行ったこと，35名の患者では，hyperinsulinemic-euglycemic clamp studyを行ったと記載されている．その詳細については，Abstractだけでは，十分把握することはできない．

AbstractのResultsを読む

さて，それではResultsに読み進めることにしよう．

"RESULTS：At 13 weeks, in the anakinra group, the glycated hemoglobin level was 0.46 percentage point lower than in the placebo group（P＝0.03）; C-peptide secretion was enhanced（P＝0.05）, and there were reductions in the ratio of proinsulin to insulin（P＝0.005）and in levels of interleukin-6（P＜0.001）and C-reactive protein（P＝0.002）. Insulin resistance, insulin-regulated gene expression in skeletal muscle, serum adipokine levels, and the body-mass index were similar in the two study groups. Symptomatic hypoglycemia was not observed, and there were no apparent drug-related serious adverse events."

「13週時にanakinra投与群では，プラセボ群に比べ，糖化ヘモグロビン濃度が0.46パーセントポイント低くP（P＝0.03）；Cペプチド分泌が増強し（P＝0.05），インスリンに対するプロインスリンの比（P＝0.005），インターロイキン-6濃度（P＜0.001）およびC反応性蛋白（P＝0.002）の低下が認められた．インスリン抵抗性，筋肉におけるインスリン制御遺伝子発現，血清アディポカイン濃度，および肥満度指数は2つの研究群で同様であった．症候性の低血糖は観察されず，薬剤

に関連した明らかな重篤な有害事象はなかった」

このAbstractのResultsの記述からは，主要エンドポイントである糖化ヘモグロビン濃度の治療前後の差がプラセボに比べanakinra投与によって，0.46パーセントポイント低くなったことがわかる．パーセントポイントとは，相対的な低下率ではなく，％の値の差が0.46であったという意味であろうと思われる[*5]．

ここで，いくつかの疑問がわいてくる．
- 対象者は初診の糖尿病患者か？
- 対象者の年齢は？
- 主要エンドポイントの2群間の差は小さいように思われるが，サンプルサイズの設計はどのように行われたのか？
- ランダム割付はどのように行われたのか？
- 食事療法や運動療法などのほかの治療はどのように行われたのか？
- 治療以外の主要エンドポイントに影響を及ぼしうる因子，たとえば，BMI（body-mass index），摂取カロリー，治療開始前の血糖値などに群間に差がなかったのか？
- 治療開始前の糖化ヘモグロビン濃度と13週時の濃度の変動率はどれくらいで，2群で差があったのか？

これらの疑問，すなわち知りたいことを念頭に本文を読むことにする．

MethodsのStudy designとPatientsを読む

そこで，本文のMethodsのなかのStudy designの部分を読むことにする．

"Patients continued their baseline antidiabetic therapy, dietary habits, and other lifestyle habits." という記述があり，「患者は，治療開始前の糖尿病治療，食事習慣，生活習慣を持続した」ということなので，初診患者ではないことがわかる．

また同部分に "The County Pharmacy of Zurich was responsible for the blinding and randomization procedure ; the latter was performed with the use of permuted blocks within the recruiting center." と，ランダム割付は置換

[*5] ヘモグロビンA_{1c}の単位は％なので，その値の差が0.46あったと解釈される．

ブロック法を用いて行われ，"チューリッヒ郡薬局"が盲検化とランダム化を担当したと書かれている．

次に，MethodsのなかのPatientsの部分を読むことにする．ここには，採用基準（Inclusion criteria）と除外基準（Exclusion criteria）が記述されている．

採用基準は，"The inclusion criteria were an age of 20 years or more, type 2 diabetes diagnosed according to American Diabetes Association criteria17 with a duration of more than 3 months, a body-mass index（BMI, the weight in kilograms divided by the square of the height in meters）of more than 27, and a glycated hemoglobin level of more than 7.5%（upper limit of the normal range, 6.4%）. Eligible patients had had no changes in either types or doses of medications during the 3-month period preceding the study."と書かれている．

したがって，成人で，診断されてから少なくとも3か月たっていて，肥満度指数が＞27（したがって，日本の基準では肥満の人ばかり，米国の基準の30以上でも肥満の人がかなり混じっていると推測される），糖化ヘモグロビンが＞7.5%（正常上限値6.4%）の2型糖尿病患者が対象ということになる．

MethodsのStatistical Analysisと被験者に関する記述を読む

さて，サンプルサイズに関しては，MethodsのStatistical Analysisの部分をみたが，その記述がみつからなかった．そして，その部分にFigure 1として，Enrollment and Outcomes. という図が表示されている．これをみると，312症例が募集（recruit）されて，188例は参加を希望しないなどの理由で参加せず，残り124例がスクリーニングされて，54例が不適格で除外され，最終的に70例が採用されランダム化されたことが示されている．34と36例ずつ2群に割り付けられたが，プラセボ群の1例がツベルクリン反応が最近陽転化していたという理由で，除外され，35例になったことが記述されている[*6]．そして，anakinra群34例中34例が，プラセボ群35例中33例が，研究完了に至ったことが示されている．

ここで疑問に思うことは，募集された312例の1/4以下の例が登録され，さらに，ランダム割付後計3例が脱落していることが，結果に影響を与えないかということ，

[*6] したがって，Abstractの記述から考えてIntention-to-treat principleに従って解析されたことになる．実際その旨の記述がResultsの2つ目のパラグラフに記述されている．

すなわち選択バイアス（selection bias）である．また，サンプルサイズの計算があらかじめ行われていないということは，事前に想定される治療効果があまり明確になっていなかったということを想像させる．実際，本文中に検証した仮説として書かれているのは，Introductionの最後のパラグラフに書かれている[*7]．そこには，"Given these observations, we hypothesized that intervening in the islet balance between interleukin-1-receptor antagonist and interleukin-1 β might improve beta cell function and glycemic control in patients with type 2 diabetes."という統計学的仮説というよりむしろ生物学的仮説が書かれている．

したがって，この論文は臨床に直結した内容ではなく，まだ基礎的な内容であると考えたほうがよいようである．AbstractのResultsの部分に，筋肉におけるインスリン制御遺伝子発現も解析したことが書かれているが，そのためには，筋肉の生検が必要となり，被験者に大きな負担をかけることになるので，参加者も少なくなるのも当然といえば当然である．

ResultsのPrimary End Pointを読む

ここまで，読み進めた時点で，臨床にすぐ反映できる内容ではないと考え，これ以上は読むのをやめるのも一つの判断であろう．しかし，一応，ResultsのPrimary End Pointの部分を読んでみよう．

"The average absolute difference in glycated hemoglobin levels between baseline and 13 weeks was a reduction of 0.33 percentage point (from 8.69 ± 0.17 to 8.37 ± 0.21) in the anakinra group and an increase of 0.13 percentage point (from 8.23 ± 0.28 to 8.37 ± 0.46) in the placebo group, yielding a between-group difference of 0.46 percentage point (95% confidence interval [CI], 0.01 to 0.90 ; P = 0.03) (Fig. 2A)."

2群それぞれで，治療前後の糖化ヘモグロビンの濃度の平均値の差を算出して，それらに有意差があるかどうかを解析したことがわかる．anakinra群で，0.33パーセントポイント低下し，プラセボ群で0.13パーセントポイント上昇し，2群の差

[*7] PDFのファイルでhypothesize，hypothesizedあるいはhypothesisを検索すると，仮説の書かれている部分を簡単にみつけることができる．なお，英国綴りではhypothesiseとなる．

は0.46パーセントポイントであったという結果である[*8]．ここで，AbstractのResultsに書かれていたことの意味が理解できる．

　以上でこの論文の内容はほぼ把握できたと思う．糖尿病の病態，特にIL-1をめぐる病態に興味があり，筋肉におけるインスリン制御遺伝子，インスリン感受性，β細胞機能の測定，アディポカインなどに興味があるのであれば，さらに論文の残りの部分も読み進めることになるであろう．また，特にanakinraがインスリン分泌刺激作用により，抗糖尿病作用を発揮しているのか，インスリン抵抗性の改善によってその作用を発揮しているかは興味深い点かもしれない．

　この論文に全部目を通せば，糖尿病研究の現状がある程度把握できる可能性がある．一方で，この研究の主要エンドポイントに関する情報は以上でほぼ得られ，またすぐにanakinraを患者に投与できるわけではないので，将来，生存，脳卒中，虚血性心疾患，末梢血管病，網膜症などより臨床的なアウトカムに対する効果を調べた研究が発表されるのを期待して，ここでこの論文をこれ以上読み進めるのをやめるというのも一つの判断であろう．また，Discussionの最初のパラグラフに著者らのまとめと主張がわかりやすく書かれていることが多いので，そこまでは目を通したほうがよいかもしれない．どうするか，各読者の判断である．

[*8] Discussionの最初のパラグラフにその記述がある．"Our study shows that antagonism of interleukin-1 signaling with anakinra improved glycemic control in patients with type 2 diabetes, most likely through enhanced beta-cell secretory function." β細胞のインスリン分泌刺激作用が主な作用と考えられている．

Native's point of view

Where do you find the most important message in each paragraph for speed-reading?

In a well-written English paragraph, all the sentences are related in some way to a unifying concept or idea. Ideally the reader can readily comprehend or guess this unifying concept by reading the first sentence. One may read carefully, scan, or bypass the paragraph depending on one's own need to understand. The reader may also make a mental note to return to the paragraph at a later time.

[unifying：統一化する]

Quiz クイズ 9

クイズ A

次の文章は，[文献]のMethodsのStatistical Analysisからの引用である．これを読んで，下線部分について以下の選択肢から正しいものを選ぶこと．

A P value of less than 0.05 was considered to indicate statistical significance. All reported P values are two-sided and have not been <u>adjusted for multiple testing</u>.

1. 被験者において，さまざまな検査が行われたが，それらの影響については調整していないという意味である．
2. 多数の統計学的検定を行ったが，それに対してP値の調整は行わなかったという意味である．

クイズ B

次の文章は，[文献]のDiscussionの最初のパラグラフからの引用である．これを読んで，下線部分について以下の選択肢から正しいものを選ぶこと．

Indeed, improved glycemia in patients who received anakinra <u>correlated with improved measures</u> of beta-cell secretory capacity.

1. 血糖の改善はβ細胞分泌機能の手段が改善されたことの関係があるという意味である．
2. 血糖の改善はβ細胞分泌機能の改善された指標と相関していたという意味である．

文献：Larsen CM, Faulenbach M, Vaag A, *et al.* Interleukin-1-receptor anlagonist in type 2 diabetes mellitus. N Engl J Med 2007；356：1517-26. PMID：17429083

技 10 Methodsの重要性①
Participantsについて

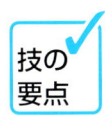

技の要点

1. 論文の批判的吟味のためにはMethodsのセクションの熟読が必要である.
2. Participantsに関する記述では,まずEligibility criteria（適格基準）の部分を探して読む.
3. 次いで,研究のセッティングと実施場所の部分を探して読む.

治療法に関する論文を読む場合に,結論だけを手っ取り早く知るだけで十分なときには,AbstractのConclusionの部分を読めばよいし,Discussionの最初のパラグラフ,あるいは,最後のパラグラフを読めば,治療が有効だったかどうかの判断はおおよそ可能である[*1]. そして,risk ratioやhazard ratio,number needed to treatなどの値を探せば,どれくらい有効かの判断も可能である. しかし,批判的吟味のためには,それだけでは不十分で,Methodsのセクションをじっくり読むことが重要になる. ここでは,ランダム化比較試験（randomized controlled trial；RCT）の論文を取り上げて,RCTの論文執筆のガイダンスであるConsolidated Standards of Reporting Trials（CONSORT）[1]に沿って,Methodsの部分の読み方について考えてみよう. Participants（被験者）についての記述の部分を取り上げる.

取り上げる論文は,second-lineまでの治療に反応しなかった肺癌患者を対象に行われたerlotinibをプラセボと比較したRCTに関するものである. Shepherd FA, Rodrigues Pereira J, Ciuleanu T, *et al.* Erlotinib in previously treated non-small-cell lung cancer. N Engl J Med 2005；353：123-32. PMID：16014882 である.

[*1] Abstractの最後の部分に書かれるConclusion,Discussionの導入部として最初のパラグラフでまとめを述べることが多いのでDiscussionの最初のパラグラフ,Discussionの最後で最終的な結論を述べることが多いのでDiscussionの最後のパラグラフ,これらの部分に結論が書かれていることが多い.

あるべきものを探しながら読む

　もし，自分の頭のなかに理想のRCTとはかくあるべきである，という知識があって，理想のRCTの基準が明確であれば，その各項目がその論文に書かれているかを探しながら読むことができる．もし，該当する項目が記述されていなかったり，記述が不十分だったりした場合には，優れた論文とはいえないであろう．理想のRCTがどのような条件を満たすものかを十分知っていれば，批判的吟味も容易になる．

　RCTのReportingについてのガイダンスであるCONSORTは，記述すべき項目について述べており，一流の医学雑誌に掲載されたRCTの論文はCONSORTに従って，書かれていることが多い．RCTの論文を読もうとする前に，CONSORTを熟読しておくことを薦める[*2]．なお，CONSORTを発表したグループは，その後，harmに関する報告について述べた，An extension of the CONSORT statementや非劣性/同等性試験および非薬物治療に関する拡張版も発表しているので，興味ある読者はこちらも目を通しておくとよい（p.4参照）．

　さて，CONSORTのなかで，Methodsに関する部分は，3. Participants, 4. Interventions, 5. Objectives, 6. Outcomes, 7. Sample size, 8. Randomization：Sequence generation, 9. Randomization：Allocation concealment, 10. Randomization：Implementation, 11. Blinding (masking), 12. Statistical methodsの各項目からなる．なお，各番号はCONSORTで振られている番号で，1はTitle，2はIntroduction：Background，13～19はResults，20～22はDiscussionとなっている．

Participants

　CONSORTでは，Participantsの部分については，Eligibility criteria for participants and the settings and locations where the data were collected.と書かれている．すなわち，RCTの論文を書く場合には，「被験者の適格基準とデータが

[*2] CONSORTがどのようなものか，文献1から引用すると，"The CONSORT statement was developed by an international group of clinical trialists, statisticians, epidemiologists, and bio-medical editors. CONSORT has been supported by a growing number of medical and health care journals and editorial groups, including the International Committee of Medical Journal Editors (ICMJE, also known as the Vancouver Group), the Council of Science Editors (CSE), and the World Association of Medical Editors (WAME). CONSORT is also published in Dutch, English, French, German, Japanese, and Spanish."である．

収集されたセッティングおよび場所」を記述することが推奨されている．

Eligibility criteria（適格基準）

　さて，取り上げた論文で，該当する部分がどのように書かれているかみてみよう．Eligibility criteria（適格基準）の見出しの元に大部分の情報が記載されているが，研究が実施された場所については，別の場所に記載されている．なお，Methodsセクションの最初の見出しはStudy designとなっており，3つのパラグラフを含み，Eligibility criteriaはそれに続く4番目のパラグラフの部分である．

　Patients 18 years of age or older with an Eastern Cooperative Oncology Group (ECOG) performance status between 0 and 3 were eligible in the presence of documented pathological evidence of non-small-cell lung cancer. The patients had to have received one or two regimens of combination chemotherapy and not be eligible for further chemotherapy. Patients 70 years of age or older may have received therapy with one or two single agents. Patients had to have recovered from any toxic effects of therapy and were randomly assigned to the study treatment at least 21 days after chemotherapy (14 days after treatment with vinca alkaloids or gemcitabine) and 7 days after radiation. Adequate hematologic and biochemical values were required.

　この部分で適格基準が述べられており，箇条書きにすると，①18歳以上，②ECOG performance status 0〜3，③非小細胞肺癌の病理診断がなされている，④1回または2回の併用化学療法を受けており，さらに追加の化学療法の適応がない，（70歳以上の場合は，単独化学療法を1回または2回受けていること），⑤治療による毒性効果から回復していること，⑥化学療法から21日後（ヴィンカアルカロイドあるいはジェムシタビンの場合は14日後），放射線治療後7日後，⑦血液学的，生化学的に適切であることが述べられている．したがって，適格基準は，これらの条件をすべて満たすこと，すなわちブール論理（Boolean logic）でいえば，

＊3　（適格基準1 AND 適格基準2 AND 適格基準3 AND ……）NOT（除外基準1 OR 除外基準2 OR 除外基準3 OR ……）というBoolean logicによって，症例が選択されたといえる．

ANDで結合した条件といえる[*3].

Exclusion criteria（除外基準）

除外基準は，Eligibility criteriaの一部ともいえる[*4]．この論文では，Eligibility criteriaの次のパラグラフで，ほかの悪性腫瘍の患者は除外されたことが記述されている．

Patients with prior breast cancer, melanoma, or hypernephroma were ineligible, as were those with other malignant diseases（except basal-cell skin cancers）within the preceding five years. Other exclusion criteria were symptomatic brain metastases, clinically significant cardiac disease within one year, ventricular arrhythmias requiring medication, and clinically significant ophthalmologic or gastrointestinal abnormalities.

すなわち，除外基準は，① 乳癌，メラノーマ，腎癌の既往（時期を問わず）のある患者，② 5年以内に基底細胞を除くそのほかの悪性腫瘍に罹患した患者，③ 症状のある脳転移，1年以内の臨床的意味のある心疾患，投薬を要する心室性不整脈，臨床的意味のある眼科的あるいは消化管の異常，である．Boolean logicでいえば，これらをORで結合した条件に合致する例は除外されたことになる．

Settings and locations（セッティングと研究の行われた場所）

Methodsの冒頭部分がStudy Designの見出しで始まっており，その最初に，This international, phase 3, randomized, double blind, placebo-controlled trial of erlotinib after the failure of first-line or second-line chemotherapy for non-small-cell lung cancer was designed by the NCIC CTG.と書かれている．したがって，この研究はPhase 3の臨床試験であること，国際的な（したがって，多施設で行われた），プラセボ対照の，二重盲検のRCTであることがわかる．つまり，セ

[*4] 除外基準はその条件を満たさない場合に適格と判断するということなので，適格基準であるという考え方も可能である．CONSORTではEligibility criteriaという項目はあるが，Exclusion criteriaの項目はない．

ッティングと研究デザインについては，Methodsの冒頭部分に明記されている．

また，研究者と参加した医療センターの名称については，The investigators and centers participating in this National Cancer Institute of Canada Clinical Trials Group study are listed in the Appendix. と最初のページの脚注に記述されている．研究の行われた場所について，Methodsの部分にセッティングとともに記述されたほうが，わかりやすいと思われるが，参加施設が多いため，それらについてはAppendix付属書に記述し，その事実を脚注として記述することにしたものと思われる．

Participantsの部分を読む場合のまとめ

①適格基準（Eligibility criteria）さらに，②除外基準（Exclusion criteria），③セッティング（the settings），④研究の行われた場所（the locations where the data were collected）の順にこれらが書かれている部分を探しながら読むこと．なにが書かれているか，と考えながら読むのではなく，……の項目について必要なことが書かれているか，と考えながら読むべきである．

文献
1) Altman DG, Schulz KF, Moher D, et al. The revised CONSORT statement for reporting randomized trials : explanation and elaboration. Ann Intern Med 2001 ; 134 : 663-94. PMID : 11304107
ホームページはhttp://www.consort-statement.org/

Native's point of view

How can we find clinically important papers among the sea of papers, which unfortunately includes garbage papers?

The abstract is the key. Look for the key point of a paper. Is it something you are interested in? Is it potentially useful? If the abstract does not make the main point of the paper clear immediately, it is probably not worth spending any more time with that paper. Good abstracts catch our attention. They are clear about the main point, and they do not muddy the water with small details that belong in the body of the paper.

[muddy：にごらせる]

Quiz クイズ10

クイズ A

次の文章は，［文献］のMethodsからの引用である．これを読んで，下線部分について以下の選択肢から正しいものを選ぶこと．

Patients 18 years of age or older with an Eastern Cooperative Oncology Group (ECOG) <u>performance status between 0 and 3</u> were eligible in the presence of documented pathological evidence of non-small-cell lung cancer.

［eligible：適格の；document：立証する，記録する］

1. Performance status 0，1，2，3が含まれる．
2. betweenは間を意味するので1，2は含まれるが，0と3は含まれない．

クイズ B

次の文章は，［文献］のAbstractからの引用である．これを読んで，下線部分について以下の選択肢から正しいものを選ぶこと．

The patients <u>were stratified according to center</u>, performance status, response to prior chemotherapy, number of prior regimens, and prior platinum-based therapy and were randomly assigned in a 2：1 ratio to receive oral erlotinib, at a dose of 150 mg daily, or placebo.

［stratify：層別化する；regimen：投薬計画，処方計画；assign：割り付ける］

1. 場所（医療機関）によって層別化したという意味である．
2. それぞれの医療機関の指示に従って層別化したという意味である．

文献：Shepherd FA, Rodrigues Pereira J, Ciuleanu T, et al. Erlotinib in previously treated non-small-cell lung cancer. N Engl J Med 2005；353：123-32. PMID：16014882

技11 Methodsの重要性②
Sample sizeとStatistical methodsについて

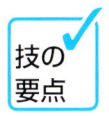

技の要点

1. サンプルサイズをどのようにして決めたかはMethodsの項に書いてあるので，検出力，α水準とともに読み取ること．
2. どのような統計学的方法が用いられているか，Methodsの項に書かれているStatistical analysisの部分を熟読すること．
3. 主要エンドポイントだけでなく，副次エンドポイントに対する統計学的方法，Multiplicityに対する対処法に注意すること．以上はCONSORTに従って，記述されていることが多いので，CONSORTの各項目に慣れ親しんでおくこと．

　批判的吟味のためには，Methodsのセクションをじっくり読むことが重要になる．ここでも，ランダム化比較試験（randomized controlled trial：RCT）の論文を取り上げて，RCTの論文執筆のガイダンスであるConsolidated Standards of Reporting Trials（CONSORT）[1]に沿って，Methodsの部分の読み方について考えてみよう．Sample size（サンプルサイズ）とStatistical methods（統計学的方法）についての記述の部分を取り上げる．これらについて，なにが記述されるべきかをよく知っていることによって，文献を読む際に，該当項目を探しながら読むことができ，さらに記述が適切かどうかも考えることができる．また，本格的な批判的吟味のためには，医学統計学や臨床疫学，研究デザインに関する知識も必要になる．

　ここで取り上げる論文は，前項と同じく，second-lineまでの治療に反応しなかった肺癌患者を対象に行われたerlotinibをプラセボと比較したRCTに関するものである．Shepherd FA, Rodrigues Pereira J, Ciuleanu T, *et al.* Erlotinib in previously treated non-small-cell lung cancer. N Engl J Med 2005；353：123-32. PMID：16014882である．

サンプルサイズ

　CONSORTのなかで，項目7がSample sizeとなっており，7 How sample size was determined and, when applicable, explanation of any interim analyses[*1] and stopping rules.と記述されている．すなわち，「どのようにサンプルサイズが決定されたか，また可能であれば中間解析と中止規則についての説明」を論文に記載するように推奨している．

　さらに，CONSORTのホームページ（http://www.consort-statement.org/）では，

　7(a) How sample size was determined. (http://www.consort-statement.org/Statement/examples7a.htm) と7(b) When applicable, explanation of any interim analyses and stopping rules. (http://www.consort-statement.org/Statement/examples7b.htm) に分けて記述されている．

　この7(a) のホームページでは，Exampleとして，下記の記述が取り上げられている．

"We believed that the incidence of symptomatic deep venous thrombosis or pulmonary embolism or death would be 4% in the placebo group and 1.5% in the ardeparin-sodium group. Based on 0.9 power to detect a significant difference（P＝0.05, two-sided），976 patients were required for each study group. To compensate for nonevaluable patients, we planned to enroll 1000 patients per group".[*2]

"To have an 85% chance of detecting as significant（at the two-sided 5% level）a five-point difference between the two groups in the mean SF-36 general health perception scores, with an assumed standard deviation of 20 and a loss to follow up of 20%, 360 women（720 in total）in each group were required".

　すなわち，想定される実験群と対照群の率とPower（統計学的検出力）とα水

[*1] analysesはanalysisの複数形である．

[*2] 一流雑誌の論文でも受身形が多用された記述をみることがある．しかし，能動形を用いた文章のほうがメリハリがきいて読みやすい文章となる．

準に基づき，サンプルサイズが算出され，さらに脱落例の分を加えて，最終的なサンプルサイズが決められた，という記述である．

統計学的方法

　統計学は苦手，あるいはよくわからないという人が多い．医療従事者も同様である．また，人間の経験則（heuristics）と統計学的解析結果は一致しないことが少なくなく，ある事象が起きる可能性に対する人間の直感と統計学的に算出された確率は必ずしも一致しない．人間は，特に事前確率（prior probability）の意義を無視しがちである．したがって，統計学的解析は非常に重要な要素である．

　さて，CONSORT のなかで，Methods に関する部分の，項目12が Statistical methods となっている．12 Statistical methods : Statistical methods used to compare groups for primary outcome(s) ; methods for additional analyses, such as subgroup analyses and adjusted analyses. と記述されている．すなわち，「主要アウトカムを群間で比較する統計学的方法；亜群の解析と調整された解析のような追加的解析方法」について記載するよう推奨されている．

　さらに，CONSORT のホームページ（http://www.consort-statement.org/）では，12(a) Statistical methods used compare groups for primary outcome(s). と 12(b) Methods for additional analyses, such as subgroup analyses and adjusted analyses. の２つに分けてそれぞれ Example と Explanation がある．

　12(a) の部分をみてみると，Example として，"All data analysis was carried out according to a pre-established analysis plan. Proportions were compared by using Chi-squared tests with continuity correction or Fisher's exact test when appropriate. Multivariate analyses were conducted with logistic regression. The durations of episodes and signs of disease were compared by using proportional-hazards regression. Mean serum retinol concentrations were compared by t-test and analysis of covariance …… Two-sided significance tests were used throughout." の記述がある．これらは，統計学的方法の記述時の参考になる表現が含まれている．

　たとえば，「……は……で比較された」と述べられているが，"…… were compared by using ……" という表現が使われている．また，「……で解析を行った」は，"…… analyses were conducted with ……" という表現が用いられている．

　さらに，「どのような統計学的方法を用いたのか，対照群との比較により得られ

る治療効果の指標の値と信頼区間（真の治療効果に対する不確実性の指標となる），実際のP値，また，それぞれの解析される変数は独立していることが重要であること，亜群解析の方法も明確に述べること，Post hoc（事後）の亜群の比較は特に信頼性が低いこと，交互作用に注意すること，アウトカムに影響を与える因子のアンバランスを調整するための方法，たとえば，多変量解析などについても述べること」などが述べられている．

実際の論文での記述

さて，ここで取り上げた論文で，該当する部分がどのように書かれているかみてみよう．

Methodsの項の4番目の見出しが，Statistical analysisである．その最初のパラグラフにはCONSORTのSample sizeに該当することが書かれている．

The trial was designed to detect, with 90 percent power and a two-sided type I error[*3] of 5 percent, a 33 percent improvement in median survival from four months as estimated in the placebo group. For the final analysis, 582 deaths were required and were projected to occur with a sample size of 700 patients enrolled over a period of 14 months with 6 months of follow-up. これに引き続いて，データをロックした時期などに関する記述がある．

すなわち，生存期間の中央値がプラセボ群の4か月から33%延長すると想定し，582名の患者が死亡すると想定して，サンプルサイズが700名になったことが記述されている．

さらに，次のパラグラフでは，The stratified log-rank test, accounting for stratification factors at randomization (except center) and EGFR protein expression (positive vs. negative vs. unknown), was used to compare progression-free survival and overall survival between treatment groups. Exploratory forward stepwise regression analyses with the use of the Cox model were performed to adjust for treatment effect and to identify prognostic factors for progression-free survival and overall survival. これに引き続き，

[*3] Type I errorはαエラーのことで，母集団には実際に差がないのに差があるという結論を出してしまう確率である．また，Power（検出力）は，母集団には差があるのに差がないという結論を出してしまう確率（Type II errorまたはβ errorとよばれる）を1から引き算した値である（%であれば100から引き算した値）．

統計学的調整に含めた共変量（covariates）について，述べられている．続いて，Fisher's exact test was used to compare response rates between levels of potential predictors and rates of toxic effects between treatments. Times to deterioration (a 10-point increase from the baseline score) for cough, dyspnea, and pain were identified prospectively as the primary end points for the analysis of quality of life and were analyzed with the use of the log-rank test, with adjustment according to the Hochberg method for the comparison of multiple end points. All P values were two-sided. と述べられている．

　これらは，まさにCONSORTで推奨されているとおりに，記述されていることがわかる．すなわち，「用いた統計学的方法は層別化ログランク検定[*4]，Coxの比例ハザード分析，フィッシャーの正確確率検定，Hochberg法である」．

文献

1) Altman DG, Schulz KF, Moher D, *et al*. The revised CONSORT statement for reporting randomized trials : explanation and elaboration. Ann Intern Med 2001 ; 134 : 663-94. PMID : 11304107
  ホームページはhttp://www.consort-statement.org/

[*4] 層別化ログランク検定は治療群と対照群それぞれにおいて，性別，年齢などの共変量によって層別化された各層ごとに統計値を算出し，それらを合計して，1つの統計値を求める．ログランク検定では，生存者数の期待値と観察値の差を統合した値を統計値として，群間の差の検定を行う．Coxの比例ハザード分析は多変量解析であり，さまざまな共変量に対して調整する目的で用いられている．前項で述べたように，この論文では，minimization procedureにより，層別化ランダム割付を行うことで，preadjustmentを行い，データの解析時に比例ハザード分析を行うことで，postadjustmentを行っている．これらの操作により，比較する群間のアウトカムに影響を与える，共変量のバランスをとるようにしている．Hochberg法は，Bonferroni法，Holm法などと同じく，統計解析を繰り返し行った場合，偶然有意差が出ることを補正する方法で，いわゆるMultiplicity（多重性あるいは多重比較）の問題を解決する方法である．

Quiz クイズ11

クイズ A

次の文章は，［文献］のMethodsからの引用である．これを読んで，下線部分について以下の選択肢から正しいものを選ぶこと．

Fisher's exact test was <u>used</u> to compare response rates between levels of potential predictors and rates of toxic effects between treatments.

[predictor（variable）：予測変数]

1. usedの替わりにemployedを用いるべきである．
2. usedの替わりにutilizedを用いるべきである．
3. usedが最適である．

クイズ B

次の文章は，［文献］のMethodsからの引用である．これを読んで，下線部分について以下の選択肢から正しいものを選ぶこと．

The trial was designed to detect, with 90 percent power and a two-sided type I error of 5 percent, a 33 percent improvement in median <u>survival</u> from four months as estimated in the placebo group.

1. survivalは可算名詞なので，a median survivalとすべきである．
2. survivalは不加算名詞なので，このままでよい．
3. survivalは複数形のsurvivalsとすべきである．

文献：Shepherd FA, Rodrigues Pereira J, Ciuleanu T, et al. Erlotinib in previously treated non-small-cell lung cancer. N Engl J Med 2005；353：123-32. PMID：16014882

技 12 Resultsを読む①
CONSORTを使う

技の要点

1. CONSORT statementのResultsに関する項には，ランダム化比較試験の論文で記載すべき項目が列挙されており，多くの論文がこれに従って書かれている．
2. CONSORTに従って，該当する箇所を読むことは，英語論文を読みやすくし，理解しやすくするので，CONSORTの各項目を頭に入れておこう．

　ここでは，肥満に対する外科的治療と内科的治療を比較したランダム化比較試験を取り上げて，Resultsの読み方について考えてみよう．

　CONSORT statementはすでに紹介したように，ランダム化比較試験の論文を書く際のガイダンスとして2001年に改訂版[1]が発表され，その後2004年に害（harms）に関する報告のガイダンス[2]が発表されている．なお，CONSORTは"Consolidated Standards of Reporting Trials"[*1]の略すなわち，「臨床試験報告の統一基準」という意味で，ウェブのURLはhttp://www.consort-statement.org/であり，臨床評価（http://homepage3.nifty.com/cont/index.htm）に日本語訳が掲載されている（http://homepage3.nifty.com/cont/CONSORT_Statement/menu.html）．

　CONSORTには，Resultsの項に関して，記述すべき項目が列挙されている．上記2文献からその部分を抽出したものが，❶である．なお，1から3番目のカラムは文献1のチェックリストから，4番目のカラムHarmsには文献2のチェックリストから，該当する部分を記述してある．なお，文献1のチェックリストの日本語訳は，上記のウェブサイトに掲載されている（http://homepage3.nifty.com/cont/CONSORT_Statement/cl-J01-10ver10.html）．

　さて，この❶をみるだけで，論文のResultsの部分を読むときに重要な項目はな

---

*1 Consolidatedは強化された，統合された，という意味もある．Trialはclinical trial，すなわち臨床試験のことで，clinical study，すなわち臨床研究に包含される．

❶ CONSORTのResultsに関する部分

Topic	Item No	Descriptor	Harms
Participant flow	13	Flow of participants through each stage (a diagram is strongly recommended). Specifically, for each group report the numbers of participants randomly assigned, receiving intended treatment, completing the study protocol, and analyzed for the primary outcome. Describe protocol deviations from study as planned, together with reasons.	Describe for each arm the participant withdrawals that are due to harms and their experiences with the allocated treatment.
Recruitment	14	Dates defining the periods of recruitment and follow-up.	
Baseline data	15	Baseline demographic and clinical characteristics of each group.	
Numbers analyzed	16	Number of participants (denominator) in each group included in each analysis and whether the analysis was by "intention to treat." State the results in absolute numbers when feasible (e.g., 10 of 20, not 50%).	Provide the denominators for analyses on harms.
Outcomes and estimation	17	For each primary and secondary outcome, a summary of results for each group and the estimated effect size and its precision (e.g., 95% confidence interval).	
Ancillary analyses	18	Address multiplicity by reporting any other analyses performed, including subgroup analyses and adjusted analyses, indicating those prespecified and those exploratory.	
Adverse events	19	All important adverse events or side effects in each intervention group.	Present the absolute risk per arm and per adverse event type, grade, and seriousness, and present appropriate metrics for recurrent events, continuous variables, and scale variables, whenever pertinent. Describe any subgroup analyses and exploratory analyses for harms.

[descriptor：記述子；participant flow：参加者の流れ；deviation：逸脱；withdrawal：脱落例；recruitment：募集；baseline：試験開始時（基線という意味であるが，治療前 pretreatment と同じ意味で用いられる）；demographic：人口統計学的 (Patients' profile として表でまとめられていることが多い)；denominator：分母（分子は numerator）；feasible：実現可能な；estimation：推定；precision：精度；ancillary：補助的；adjusted analyses：調整解析（多変量解析などでほかの因子に対して調整されたという意味）；prespecified：事前に特定された；exploratory：探索的な；adverse event：有害事象；side effect：副作用；metrics：測定基準；pertinent：適切な]

にかがおおよそわかる．① 参加者の流れ，② 募集，③ ベースライン（試験開始時）のデータ，④ 解析された人数，⑤ アウトカムと推定，⑥ 補助的解析，⑦ 有害事象である．まず，これらの7項目を頭に入れて，これらの項目が実際の論文では，どのように書かれているかをみるという考えで，論文を読んでみよう．

ここで取り上げる論文は，治療に関するランダム化比較試験で，O'Brien PE, Dixon JB, Laurie C, et al. Treatment of mild to moderate obesity with laparoscopic adjustable gastric banding or an intensive medical program：a randomized trial. Ann Intern Med 2006；144：625-33. PMID：16670131 である．腹腔鏡下に調節可能な胃のバンディングを設置するという外科的治療と低カロリーダイエット，薬物療法，生活習慣の改善からなる内科的治療を比較した，通常実行が困難と思われる試験であり，貴重な結果を提供してくれていると考えるべき論文である．

Abstract の記述

まずは，タイトルを読むと，軽度から中等度の肥満に対して，外科的治療を内科的治療と比較したランダム化比較試験であることがわかる．通常は，次に Abstract の Conclusions の部分を読んで，読むに値するかどうかを考えるが，外科的治療を内科的治療と比較したランダム化比較試験というのが，非常に珍しい，実行が困難な試験であることがわかるので，この論文の場合は，Abstract の Background を読むことにする．

すると，次のように書いてある．

"Obesity is a major, growing health problem. Observational studies suggest that bariatric surgery is more effective than nonsurgical therapy, but no randomized, controlled trials have confirmed this." *2

[bariatric：肥満学の；bariatric surgery：肥満治療手術]

すなわち，「観察研究では肥満治療手術が非外科的治療よりもより効果的であることが示唆されているが，ランダム化比較試験でこれを証明したものはない」ということである．

---

*2 "no…trials…" と複数形になっているのは，いくつかの臨床試験がすでに行われていることを想定したからである．

したがって，この論文は肥満に対して，外科的治療を内科的治療と比較したランダム化比較試験の嚆矢であることがわかる．そこで，Conclusionsの部分を読んでみる．

"Surgical treatment using laparoscopic adjustable gastric banding was statistically significantly more effective than nonsurgical therapy in reducing weight, resolving the metabolic syndrome, and improving quality of life during a 24-month treatment program."

[banding：バンド固定；resolve：解決する，消散させる]

すなわち，「腹腔鏡下の調整可能な胃のバンディング（バンド固定術）は非外科的療法より，24か月の治療プログラムの期間において，体重減少，メタボリックシンドロームの解決，QOL（quality of life）の改善において統計学的により効果的であった」．

それでは，Resultsの項をCONSORTの7項目に従って，読み進めることにしよう．

Participant flow

CONSORTではParticipants（❶のNo13の項目）については，diagramで参加者の流れを図示することが強く推奨されている．実際，この論文でもFigure 2が"Participant flow chart"そのものである．

そのFigure 2の項目を上から順番にみていくことにしよう．まず，"Assessed for eligibility $(n=340)$"，すなわち「適格性の査定」から始まり，"Excluded on telephone interview $(n=182)$"，"Underwent clinical assessment $(n=158)$"，"Excluded $(n=78)$"，そして除外の理由別に人数が記載されている．次に，"Randomly assigned $(n=80)$"で以下の2つの治療アームに割り付けられている．"Allocated to surgical treatment $(n=40)$"，"Allocated to nonsurgical treatment $(n=40)$"．すなわち，1：1で40名ずつの2群にランダム割り付けが行われたことがわかる．前者の外科的治療群では，"Participant withdrew preoperatively $(n=1)$, Completed follow-up $(n=39$ [98%])"，後者の非外科的治療では，"Participants withdrew at 4, 6, 8, 10, and 52 wk $(n=5)$, Participants moved overseas at 26 and 29 wk $(n=2)$, Completed follow-up $(n=33$ [83%])"と，「群ごとに，ランダム割付された人数，意図された治療を

受けた人数，プロトコールを完了した人数，主要アウトカムの分析に用いられた人数の報告．計画された研究のプロトコールからの逸脱について，その理由も含めて記述」というCONSORTの記述に従っていることがわかる．さらに，"Longitudinal analysis ($n=39$), Case analysis ($n=39$), No exclusions from analysis", "Longitudinal analysis ($n=40$), Case analysis ($n=33$), No exclusions from analysis"と記載されている．また，Resultsの項の"最初の項がParticipant Flow"であり，その最初のパラグラフが，このFigure 2に関する解説である．

Baseline data

2つ目のパラグラフが"Table 1. Baseline Characteristics of Participants"の解説にあてられている．すなわち，❶のNo15の項目はTable 1にデータを示し，解説されている．"Table 1 shows the baseline characteristics of the groups. The demographic characteristics or the values that contributed to the study outcomes did not statistically significantly differ between the groups."「人口統計学的特徴あるいは研究アウトカムに影響する値は群間で統計学的有意差がなかった」と述べられている．

Recruitment

そして，3つ目のパラグラフがrecruitment* について述べており，❶のNo13から15までの項目について，Resultsの最初の部分に述べられていることがわかる．Recruitmentについては，"The recruitment for the study began in May 2000, and all patients had been randomly assigned by November 2001. Final patient follow-up at 2 years after entry was completed by November 2003."と，募集とフォローアップの期間について，CONSORTでの指示どおりに記述されている．

---

*3 Recruitmentは募集，entryは参加，参加者（数）という意味である．また，entryは登録という意味もあるが，registrationも登録である．なお，いずれも名詞である．

CONSORTを役立てよう

　このように，いわゆる一流誌とされている，医学雑誌に掲載されているランダム化比較試験の論文は，まさにCONSORTに従って書かれている．少なくとも，著者は執筆の際にCONSORTを意識して，書き，雑誌のレフリーあるいは編集委員はCONSORTに従っていない場合に，CONSORTに従うようにという指示をしていると思われる．したがって，ランダム化比較試験の論文を読む際には，CONSORTの各項目を頭に入れて，該当する項目を探しながら読むと，読みやすく，理解しやすくなり，効率よく読めるようになると思う．

文献
1) Altman DG, Schulz KF, Moher D, et al. The revised CONSORT statement for reporting randomized trials：explanation and elaboration. Ann Intern Med 2001；134：663-94. PMID：11304107
2) Ioannidis JP, Evans SJ, Gotzsche PC, et al. Better reporting of harms in randomized trials：an extension of the CONSORT statement. Ann Intern Med 2004；141：781-8. PMID：15545678

Native's point of view

How do you address the differences between American English and British English?

There are certainly differences between American English and British English, but these differences tend to be greater in the areas of pronunciation and slang rather than in their written forms. Certainly there are different preferred words for a number of common nouns ; *apartment, elevator, hood, trunk, gasoline* (or just *gas*), *truck, pharmacist,* and *bathroom* are words that an American would use whereas a Brit would prefer the words *flat, lift, bonnet, boot, petrol, lorry, chemist,* and *loo*. However, in scientific and medical writing, the forms and words used by American scientists and medical professionals are close enough to the forms and words used by their British counterparts that one should encounter no difficulty that a quick glance at a dictionary cannot remedy.

［boot：トランク；loo：トイレ；remedy：〜を治療する，修復する］

Quiz クイズ12

クイズ A

次の文章は，[文献]のResultsからの引用である．これを読んで，下線部分について以下の選択肢から正しいものを選ぶこと．

The surgical group continued to lose weight at each study point during the follow-up period with <u>means of 21.6%（95% CI, 19.3% to 23.9%）of initial weight lost</u> and 87.2%（95% CI, 77.7% to 96.6%）of excess weight lost at 2 years.

1. lostは他動詞loseの過去分詞として使われており，最初の体重減少分の平均21.6%減少していたという意味である．
2. lostは他動詞loseの過去分詞として使われており，最初の体重の平均21.6%減少していたという意味である．
3. lostは形容詞で，困っていた最初の体重の平均21.6%が減少していたという意味である．

クイズ B

次の文章は，[文献]のAbstractのLimitationsからの引用である．これを読んで，下線部分について以下の選択肢から正しいものを選ぶこと．

The study included mildly and moderately obese participants, <u>was not powered for comparison of adverse events</u>, and examined outcomes only for 24 months.
［adverse events：有害事象］

1. 有害事象の比較には無力であるという意味である．
2. 有害事象の比較のために動力を与えられなかったという意味である．
3. 有害事象を比較するために統計学的検出力がなかったという意味である．

文献：O'Brien PE, Dixon JB, Laurie C, et al. Treatment of mild to moderate obesity with laparoscopic adjustable gastric banding or an intensive medical program：a randomized trial. Ann Intern Med 2006；144：625-33. PMID：16670131

技13 Resultsを読む②
解析された人数，アウトカムと人数

技の要点

1. CONSORT statementのResultsに関する項のNumbers analyzedでは分母となる実数を記述するよう推奨している．症例数がいくつなのかを読み取るようにしよう．
2. 同じくOutcomes and estimationでは主要アウトカムについて，効果の大きさと95％信頼区間を記述することを推奨しているが，それが論文の結果で最重要事項となる．
3. 主要アウトカムがなにかは，Methodsのサンプルサイズ設定の項も参考にしよう．

前項に引き続き，肥満に対する外科的治療と内科的治療を比較したランダム化比較試験を取り上げて，Resultsの読み方について考えてみよう．すでに述べたように，治療に関するランダム化比較試験で，O'Brien PE, Dixon JB, Laurie C, et al. Treatment of mild to moderate obesity with laparoscopic adjustable gastric banding or an intensive medical program：a randomized trial. Ann Intern Med 2006；144：625-33. PMID：16670131である．

CONSORT statement（http://www.consort-statement.org/ または臨床評価の日本語訳 http://homepage3.nifty.com/cont/CONSORT_Statement/menu.htmlを参照）の，Resultsの項に，ランダム化比較試験の論文を書く際に，Resultsの部分に記述すべき項目が列挙されている．① 参加者の流れ，② 募集，③ ベースラインのデータ，④ 解析された人数，⑤ アウトカムと推定，⑥ 補助的解析，⑦ 有害事象，の7項目である．前項は①～③の該当する分を読み進めることを試みた．ここでは，それに続く④と⑤に該当する部分を読んでみよう．

解析された人数（Numbers analyzed）

CONSORTのこの項には，"Number of participants（denominator）in each group included in each analysis and whether the analysis was by 'intention to treat.' State the results in absolute numbers when feasible"（e.g., 10 of 20, not 50%）.*1 と書かれている．すなわち，「それぞれの解析における各群の被験者数（分母）および解析が治療企図解析かどうかを記述すること，さらに可能であれば結果を絶対数で述べること」を推奨している．また，Harms の記述に関する項では，Provide the denominators for analyses on harms. と書かれている．すなわち，「害に関する解析の分母を明記する」ことを推奨している．

それでは，ここで取り上げた論文での結果の記述はどのようになされているかみてみよう．Weight Lost の見出しの下，次のように記述されている．

"Table 2 shows weight loss estimates for both groups, using longitudinal analysis, as absolute weight loss, change in body mass index, and percentage of excess weight lost, and Figure 3 shows the percentage of initial weight lost. Both groups had identical weight loss at 6 months, with 13.8% of initial weight lost. *The surgical group continued to lose weight at each study point during the follow-up period with means of 21.6%（95% CI, 19.3% to 23.9%）of initial weight lost and 87.2%（CI, 77.7% to 96.6%）of excess weight lost at 2 years. The nonsurgical group showed progressive weight regain after the 6-month point with means of 5.5%（CI, 3.2% to 7.9%）initial weight lost and 21.8%（CI, 11.9% to 31.6%）of excess weight lost at 2 years（P＜0.001）. **Thirty-three of 39（85%）surgical patients and 8 of 31（26%）nonsurgical patients lost more than 50% of excess weight at 2 years（chi-square；P＜0.001）. All 39 of the 40（98%）surgical patients who actually had surgery and 14 of the 40（35%）nonsurgical patients achieved satisfactory weight loss（＞25% of excess weight lost）（P＜0.001）."

[estimate(s)：評価指標，評価；excess：余分な，過剰の；longitudinal：経時

---

*1 Intention to treat analysis：治療企図解析とは割り付け重視の解析のことで，ランダム割付された状態が保証されるようにする解析のことである．副作用で企図された治療が完遂できない場合，フォローアップ中になんらかの理由で受診できなくなった場合，アウトカムの測定が抜けてしまった場合など，さまざまな理由で脱落が起きる．脱落例も治療企図には合致するという解釈をして，解析対象症例に含めるが，無効例として扱って解析するのが，治療企図解析である．これに対して，それぞれの治療プロトコールを完遂した例だけを解析対象とする場合は，per-protocol analysis とよばれる．治療企図解析のほうが，実際に臨床の場で用いられた場合の，治療効果を反映した結果となり，また，なによりもランダム割付が保証されるという点が優れている．

的，長期にわたる変化を追った；identical：等しい，まったく同じ]

　このパラグラフの最初の部分では，外科的治療群と非外科的治療群における，最初の体重に対する変化率と過剰体重に対する変化率を述べている．変化率の平均値と95%信頼区間の値が記載されている．これらの指標は連続変数で，割合あるいは率で表される結果ではないので，分母の人数についてはここには記載されていないが，前項で取り上げた，Participant flowの部分に記載されている．そして，このパラグラフの最後の2つの文章では（**以降），過剰体重に対する減少率が50%超の被験者の割合が，それぞれの群について記載されている．ここでは，「外科的治療群39例中33例（85%），非外科的治療群31例中8例（26%）（χ^2検定でP＜0.001）が2年目の時点で過剰体重の50%超の減少であった」と述べている．その次の文章も同様である．単なるpercentageだけではなく，症例数を記述してあることがわかる．

　Intention-to-treat analysisかどうかについては，Resultsのこの部分には記載されていないが，MethodsのStatistical AnalysisのSample Sizeの次の項であるData Analysisの項に記載されている．この論文では，intention-to-treat analysisについての記述は，この1か所のみである．Resultsの項に記述がないのは，最近は，治療企図解析が行われることが普通になってきていることと，Methodsの項に一度書かれたことを繰り返さなくても，正しく理解されると考えられたためと思われる．

アウトカムと推定（Outcomes and estimation）

　次に，アウトカムと推定に関しては，CONSORTでは，"For each primary and secondary outcome, a summary of results for each group and the estimated effect size[*2] and its precision"（e.g., 95% confidence interval).と書かれている．すなわち，「主要アウトカムと副次アウトカムのそれぞれについて，各群の結果のまとめと，推定される効果の大きさとその精度（正確度）（すなわち95%信頼区間）」を記述することを推奨している．

---

*2　effect sizeとは平均値を標準偏差で割り算した値で，標準偏差を1単位とした場合に，どれくらいの大きさかを表したものをいうことが多い．そうすることによって，測定単位が異なっていても，効果を互いに比較することが可能になる．またリスク比，オッズ比，絶対リスク減少などについても求めることが可能である．

[Resultsを読む②]

　ここで取り上げた論文では，Primary and Secondary Outcomesについては，Methodsの項に記載があり，次のようになっている．

　"The primary end points of the study relate to weight change. We calculated preoperative excess weight as the amount in kg that weight exceeded a body-mass index of 25 kg/m^2. We expressed weight change as the change in absolute weight (kg), body-mass index, percentage[*3] of initial weight lost and excess weight lost, and the percentage of patients who lost more than 50% of excess weight at 2 years. Secondary end points were health, quality of life, and side effects of treatment. (以下省略)"

　すなわち，「研究の主要エンドポイントは体重の変化に関係している．BMI 25kg/m^{2}を超えた分の体重を術前の過剰体重として算出した．体重の変化を体重の絶対値（kg），BMI，最初の体重減少分と過剰体重に対するパーセンテージ，2年目に過剰体重の50％超の減少のあった患者のパーセンテージで表した．副次エンドポイントは健康，QOL，治療の副作用である」と記載している．

　主要エンドポイントは体重の変化ということであるが，MethodsのStatistical AnalysisのSample Sizeの項には，"We set the sample size on the basis of weight loss, expressed as percentage of excess weight lost, at 2 years after entry into the study. On the basis of our existing data, we expected that the mean excess weight lost for the surgical program would be 54% (14). We determined that a difference of at least 20% (that is, ＜44% or ＞64%) would be clinically significant. To achieve 80% power of detecting such a difference (at a 2-sided significance level of 5%), 72 patients would need to be randomly assigned into the study. We planned for a total initial recruitment of 80 patients."と記載されている．すなわち，「研究参加後2年時の過剰体重の減少率として表された体重減少に基づいてサンプルサイズを設定した」と明記されているので，解析された変数としては，上記の項目のなかで，過剰体重に対するパーセンテージ，特に2年目の値が主要エンドポイントといえる．

　さらに，以前のデータからは外科的治療群の過剰体重減少率は平均54％と想定されるので，非外科的治療群との差が少なくとも20％，すなわち，＋10.8％あるいは-10.8％，したがって，非外科的治療群の過剰体重減少率が外科的治療群より

[*3] Percentageはパーセンテージ，百分率，率，割合のことである．利益とか手数料という意味で使われる場合もある．

低い場合で44％未満，高い場合で64％以上あった場合に，その差を検出できるようにサンプルサイズを設定したと書かれている．非外科的治療群が外科的治療群より低い場合と高い場合の両方を想定しているのが，両側検定を行う理由となっている．

さて，実際のこの論文では，上記引用の*以下の2つの文章が主要アウトカムの結果を述べている．すなわち，「外科的治療群は経過観察期間中体重減少が持続し，2年目の時点で過剰体重の平均87.2％（95％信頼区間：77.7〜96.6％）減少していたのに対し，非外科的治療群では平均21.8％（95％信頼区間：11.9〜31.6％）（P＜0.001）であったことが述べられている．この結果がこの論文の最重要部分といえる．そのため，AbstractのResultsの部分の最初にも同じことが書かれている．

CONSORTを役立てよう

CONSORTに沿って，論文を読み進める試みをしてみた．CONSORTでResultsの項に記述すべきと推奨されている項目がMethodsなどに記述されている場合もあることがわかったが，CONSORTの推奨が尊重されていることは確かである．ランダム化比較試験の論文を読む際には，CONSORTの各項目を頭に入れて，該当する項目を探しながら読むと効率よく読めるだけでなく，批判的吟味にも有用と考えられる．

Native's point of view

What is the difference between *rationale* and *logical explanation*?

The phrases *rationale* and *logical explanation* both connote rationality and logic, but the former often is oriented toward human decision making while the latter may be oriented to a general understanding unrelated to any particular motive. For example, one may establish a rationale in order to guide decisions about the future. On the other hand, a logical explanation helps us to clearly identify and comprehend a causal relationship or a series of causal relationships.

［connote：暗示する；motive：目的，動機］

[Resultsを読む②]

Quiz クイズ13

クイズ A

次の文章は，[文献]のResultsからの引用である．これを読んで，下線部分について以下の選択肢から正しいものを選ぶこと．

The baseline SF-36 domain scores did not statistically significantly differ between the nonsurgical and surgical groups. At 2 years, the nonsurgical group had statistically significant <u>improvements</u> in 3 domain scores : physical function, vitality, and mental health. The surgical group had statistically significant <u>improvements</u> in all 8 domain scores. The change in domain scores between baseline and 2 years shows a statistically significant greater improvement in 5 of the 8 domains in the surgical group than in the nonsurgical group.[※1]

[domain：領域，分野，ドメイン]

1. improvementは非可算名詞なので複数形ではなく単数形とすべきである．
2. improvementは可算名詞として用いられており，ここでは各ドメインでさまざまな程度の改善が認められたので，複数形となっている．
3. improvementは可算名詞であり，a statistically significant improvementとすべきである．

※4 この文章は次のような表現のほうがわかりやすい．"There were no statistically significant differences between the mean baseline SF-36 domain scores of the nonsurgical group and that of the surgical group."

クイズ13

クイズ B

次の文章は，［文献］のResultsからの引用である．これを読んで，下線部分について以下の選択肢から正しいものを選ぶこと．

Table 3 shows the <u>percentage</u> change of a range of clinical and laboratory measures of health at 24 months. The resolution of the metabolic syndrome statistically significantly differed between the 2 groups.[*5]

［measure：指標，尺度；resolution：解決］

1. percentとすべきである．
2. proportionalとすべきである．
3. このままでよい．

文献：O'Brien PE, Dixon JB, Laurie C, *et al*. Treatment of mild to moderate obesity with laparoscopic adjustable gastric banding or an intensive medical program：a randomized trial. Ann Intern Med 2006；144：625-33. PMID：16670131

---

*5 この文章も次のような表現のほうがわかりやすい．"There was a statistically significant difference between the resolution of the metabolic syndromes of the two groups."

技 14 Resultsを読む③
補助的解析と有害事象

> **技の要点**
>
> 1. 補助的解析が適切に行われているかどうか，特に統計学的多重性の問題に対して対処しているかどうか，多変量解析による調整が行われているかどうかをチェックする必要がある．
> 2. Harmについては，その起きる率と重篤性について十分読み取ること．
> 3. Harmの率についての群間比較は統計学的に意味のあるレベルでは行われていないことが普通であること，共変量で調整が必要な可能性があることを念頭に置くこと．

前項に引き続き，肥満に対する外科的治療と内科的治療を比較したランダム化比較試験，O'Brien PE, Dixon JB, Laurie C, *et al.* Treatment of mild to moderate obesity with laparoscopic adjustable gastric banding or an intensive medical program：a randomized trial. Ann Intern Med 2006；144：625-33. PMID：16670131 を取り上げて，Resultsの読み方について考えてみよう．

すでに述べたように，CONSORT statement（http://www.consort-statement.org/または臨床評価の日本語訳 http://homepage3.nifty.com/cont/CONSORT_Statement/menu.html を参照）の，Resultsの項に，ランダム化比較試験の論文を書く際に，Resultsの部分に記述すべき項目が列挙されている．① 参加者の流れ，② 募集，③ ベースラインのデータ，④ 解析された人数，⑤ アウトカムと推定，⑥ 補助的解析，⑦ 有害事象の7項目である．前項までに①～⑤の該当する分を読み進めることを試みた．ここでは，それに続く⑥と⑦に該当する部分を読んでみよう．また，2004年に害（Harms）に関する報告のガイダンス[1]も発表されており，そのなかのAdverse eventsの項も参考にする．

さて，CONSORTの補助的解析の項は，"Address multiplicity by reporting any other analyses performed, including subgroup analyses and adjusted analyses, indicating those prespecified and those exploratory" と書かれている．したがって，「亜群解析と調整解析を含む，行った解析はいずれについても報

告し，事前に取り決めた解析と探索的解析を明らかにし，多重性の問題に対処しなさい」というガイダンスに，論文が適切に対応しているかどうか，それぞれの記述がなされているかどうかをみることにする．

また，Harmについては，"All important adverse events or side effects[*1] in each intervention group.", すなわち，「それぞれの介入群におけるすべての有害事象または副作用について記述すること」と述べられている．さらに，Harmに関するガイダンスである文献1には，"Present the absolute risk per arm and per adverse-event type, grade, and seriousness, and present appropriate metrics for recurrent events, continuous variables, and scale variables, whenever pertinent. Describe any subgroup analyses and exploratory analyses for harms." と記載されている．すなわち，それぞれのアームおよび有害事象のタイプごとの絶対リスク，そして重症度を提示し，再発性のイベント，連続変数，そして尺度変数に対する適切な測定を関連がある場合は必ず提示すること．それぞれのアームに対する亜群解析と探索的解析を記述すること」と述べられている．したがって，これらの項目についても，どのように記載されているかみてみよう．

補助的解析について

この論文では，治療開始前の年齢，BMIなどの平均値と標準偏差，性別構成，高血圧の有無などの割合がBaseline Characteristics of PatientsとしてTable 1に示されており，全部で19の変数について，手術的治療群と非手術的治療群の間で比較が行われている．すべての変数で有意差がなかったと記載されており，実際のP値は省略されている．また，そのほかにも，一連の統計学的検定（χ^2検定，Paired Student's t-test, mixed-effects modelを用いた時間と体重減少率の交互作用の検定など）が多数行われているが，multiplicityに関するP値の調整は行われていない．ただし，主要アウトカムについてのP値は＜0.001と小さな値なので，Bonferroni法を適用したとしても，有意差があるということになり，有意差があるという結論に問題はないと考えられる．

複数の統計学的検定を実施すると，本当は差がないのに差があるという結論を出

[*1] Adverse eventは有害事象と訳され，介入との因果関係が不明なものも含めて，被験者に起きたすべての有害な事象のことである．Side effectsは副作用のことであるが，介入との因果関係のある有害事象のことである．

してしまう確率が高くなる．すなわち，αエラーを起こす確率が高くなってしまうので，Hochberg[2]，Holm[3]，Bonferroni[4]の方法などでP値を大き目の値に補正することが行われる．Bonferroniの方法は最も簡単で，実際に得られたP値を統計学的検定の回数で掛け算した値に補正する．言い換えると，α水準を0.05÷統計学的検定の回数に設定する．この方法はほかの2つの方法に比べ，より厳密であるが，計算が容易であり，読者が自分で適用することも容易である．

ランダム化比較試験では比較する群間で背景因子に差がないことが多いので，これらアウトカムに影響を与えうる共変量で調整するために，多変量解析を行わなくてもすむことが多いと考えられるが，背景因子に差が偶然出てしまったような場合には，多重ロジスティック回帰分析や比例ハザード分析などが用いられることがある．また，共変量のアンバランスによって見かけ上治療効果が証明されていることを除外するために，背景因子に有意差がなくても，post-adjustmentとして，多変量解析の結果が提示されていることもある．

また，統計学的解析は研究計画の時点であらかじめ決めておくべきであり，データ収集後に有意差があるかどうかをさまざまな因子について解析することはエラーを起こしやすくなる．したがって，探索的に，研究終了後に，すなわち事後に（posteriori）に行った解析か，事前に（a priori）に行うことを決めてあった解析かは明記する必要がある．この論文では，すべての統計解析が事前に計画されている．

この論文におけるHarmの記述

まず，Harmのデータがどのように収集・記録されたかについては，Methodsの項に記載されているので，それを確認することにしよう．

Adverse eventsについては，MethodsのDescription of Nonsurgical and Surgical Interventionsの見出しの下，Adverse Eventsという小見出しがあり，そこに，"All patients in the study were questioned about the occurrence of adverse events at each consultation, and physicians recorded the results on the data sheets."と書かれている．すなわち，「この研究におけるすべての患者は診察のたびに，有害事象について質問を受け，医師が結果をデータシートに記録した」．

さらに，MethodsのPrimary and Secondary Outcomesの項に次のように述べられている．"Side effects of treatment were adverse drug reactions, protocol violations, or the need for surgical treatments in the nonsurgical group and perioperative problems and need for revisional or other surgery in the surgical group. We classified patients as lost to follow-up when they declined to attend appointments for further consultations or tests. Major complications were those that required hospitalization or major outpatient therapy. Minor complications were those requiring simple outpatient therapy." すなわち,「治療の副作用とは,薬剤の有害事象,プロトコール違反,あるいは非手術的治療群における手術的治療の必要,そして周術期の問題と手術的治療群における修正あるいはそのほかの手術の必要である.それ以降の受診や検査のための予約があっても受診することを辞退した場合,フォローアップからの脱落として分類した.主要合併症は入院あるいは重要な外来治療を要するものである.軽微な合併症は単純な外来治療を要するものである」と述べられている.

Harmに関する解析は,有効性の証明が企図された介入群で対照群より頻度が高いかどうか,また重症のHarmが起きないかが問題になる.介入群と対照群でHarmの起きる頻度を比較する場合,χ^2検定などで有意差がなくても,サンプルサイズが十分設定されていることは通常ないので,それだけでは対照群と差がないと結論づけることはできない.この論文でも,サンプルサイズは主要エンドポイントの差を検出するように設定されており,Harmの頻度の差を検出することはできないと考えられる.また,逆に一見介入群でHarmの頻度が高いようにみえる,すなわち率を示す値が対照群より大きい,あるいは場合によっては,有意差が認められる場合でも,そのHarmの出現に影響する共変量,いわゆる背景因子が比較される群間でバランスが取れているかどうかは,保証できないことが多いので,解釈は慎重にすべきである.共変量も,主要エンドポイントについてはバランスがとられていても,Harmに関しては,バランスがとられることはない.したがって,いずれの場合であっても,Harmに関する記述を読むときは,注意が必要である.

また,この論文では,side effectsの定義はなされているが,それがどのように記録されたかについては記述がないようである.すべての有害事象を正確に記録するということはかなり困難を伴う.たとえば,患者が申告しなければわからないような有害事象,一定の期間だけ出現して,その際にとらえられなければわからないような有害事象は記録からもれやすいと考えられる.有害事象の問題は,治療法が多数の患者で一般的に使用されるようになってから発見されるものもあるので,臨床試験の段階ですべてをみつけるのは困難である.したがって,どの時点においても,BenefitとHarmのバランスを考えて,社会的に許容されるかを考える必要が

ある．

ResultsにおけるHarmに関する記述

この論文では，ResultsにAdverse Eventsの見出しの下に記述されている．

"Table 4 lists the adverse events that occurred in both groups. In the surgical group, 1 patient developed an infection of a 5-mm port site, which was treated by the patient's general practitioner with antimicrobial agent therapy. Four patients developed prolapse of the posterior gastric wall through the band at 4, 10, 12, and 22 months after placement. The principal symptom in each case was the onset of gastroesophageal reflux, especially at night. All patients with this symptom were treated with laparoscopic revision. The length of hospital stay for each revisional procedure was less than 24 hours, and no perioperative complications occurred. One patient developed acute cholecystitis at 23 months and had an elective uncomplicated laparoscopic cholecystectomy.

In the nonsurgical group, 1 patient could not tolerate the very-low-calorie diet, 8 patients could not tolerate orlistat, and 3 others chose not to use orlistat. Four patients developed acute cholecystitis at 6, 7, 10, and 23 months and had uncomplicated laparoscopic cholecystectomy performed electively."

これらの記述を読む限り，Harmについては，両群とも問題になるようなものはなかったと考えるのが普通であろう．すなわち，手術的治療を受けた群では，胃後壁の脱出を起こし，修正のための手術を受けた例が4例あり，いずれも24時間以内の入院で終了．それらの患者での症状としては，胃食道逆流があった．また，挿入部の感染が1例あったが，抗菌薬で治療．1例が胆石のため，腹腔鏡下胆囊摘出術を受けた．一方，非手術的治療を受けた群では，1例で低カロリー食に耐えられず，8例がorlistatの服薬ができず，3例がその服薬を希望しなかった．4例が急性胆囊炎を発症し，待機的に腹腔鏡下胆囊摘出術を受けた．

したがって，この論文では，Harmに関する統計学的解析は行われていない．し

かし，それぞれの治療アームの実数とパーセントがTable 4に記載されており，CONSORTの推奨に従って，論文が書かれたと推測される．

CONSORTを役立てよう

CONSORTに沿って，論文を読み進める試みをしてみた．ランダム化比較試験の論文を読む際には，CONSORTの各項目を頭に入れて，該当する項目を探しながら読むと効率よく読めるだけでなく，批判的吟味にも有用である．

文献
1) Ioannidis JP, Evans SJ, Gotzsche PC, et al. Better reporting of harms in randomized trials : an extension of the CONSORT statement. Ann Intern Med 2004 ; 141 : 781-8. PMID : 15545678
2) Hochberg Y. A sharper Bonferroni procedure for multiple tests of significance. Biometrika 1988 ; 75 : 800-3.
3) Holm S. A simple sequentially rejective multiple test procedure. Scandinavian Journal of Statistics 1979 ; 6 : 65-70.
4) Benjamini Y, Hochberg Y. Controlling the false discovery rate : a practical and powerful approach to multiple testing. J R Stat Soc B 1995 ; 57 : 289-300.

Native's point of view

What does *outcome* generally mean? What is the difference between *outcome* and *consequence* or *result*? Does *outcomes* mean *prognosis*?

An *outcome* is the way something turns out in the end ; it is both a result and a consequence. Sometimes *consequence* carries a negative connotation, as in *If you do that, you will have to suffer the consequences*. On the other hand, a consequence can just as easily be positive : *As a consequence of missing the train, he stopped at a lottery booth and won a million dollars*. *Prognosis* differs conceptually from all three of the words *outcome*, *consequence*, and *result* in that a prognosis is a *prediction* of what will happen in the future rather than the event that happens.

[turns out：結果的に〜になる，〜という状態で終わる；consequence：帰結，(ある行動を選択したために導かれた) 結果]

[Results を読む③]

Quiz クイズ14

クイズ A

次の文章は，[文献］のEditors' Notesからの引用である．これを読んで，下線部分について以下の選択肢から正しいものを選ぶこと．

Four patients required laparoscopic revision of the gastric band. <u>This study was not designed to detect uncommon adverse events.</u>

［revision：修正；adverse events：有害事象］

1. この研究はまれな有害事象を副次アウトカムとして設定していないという意味である．
2. この研究ではまれな有害事象が起きなかったという意味である．
3. この研究はまれな有害事象を検出するだけの症例数を設定していないという意味である．

クイズ B

次の文章は，[文献］のDiscussionからの引用である．これを読んで，下線部分について以下の選択肢から正しいものを選ぶこと．

The adverse events that occurred <u>are in line with the expectations of the 2 treatment programs.</u>

1. 実際に起きた有害事象は2つのプログラムで期待されていた効果を踏まえて起きたものであったという意味である．
2. 実際に起きた有害事象は2つの治療プログラムで予期されていたものと一致していたという意味である．
3. 実際に起きた有害事象は2つの治療プログラムで一致していたという意味である．

文献：O'Brien PE, Dixon JB, Laurie C, et al. Treatment of mild to moderate obesity with laparoscopic adjustable gastric banding or an intensive medical program：a randomized trial. Ann Intern Med 2006；144：625-33. PMID：16670131

技15 Discussionを読む

技の要点
1. DiscussionではResultsの解釈，研究仮説との対応，バイアスや不正確さに対する著者の考えを読み取ること．
2. Generalizabilityに関する記述が正しいか読み取ること．
3. 現在までの知見に照らし合わせて，適切な位置づけがされているかどうかチェックすること．

　ここではDiscussionの読み方について考えてみよう．取り上げる論文は，前項に引き続き，肥満に対する外科的治療と内科的治療を比較したランダム化比較試験，O'Brien PE, Dixon JB, et al. Treatment of mild to moderate obesity with laparoscopic adjustable gastric banding or an intensive medical program：a randomized trial. Ann Intern Med 2006；144：625-33. PMID：16670131である．

CONSORTの推奨するDiscussionの記述項目

　CONSORT statement（http://www.consort-statement.org/または臨床評価の日本語訳 http://homepage3.nifty.com/cont/CONSORT_Statement/menu.htmlを参照）の，Discussionの項に，RCTの論文を書く際に，Discussionの部分に記述すべき項目が以下のように列挙されている．

Discussion
Interpretation
　Interpretation of the results, taking into account study hypotheses, sources of potential bias or imprecision, and the dangers associated with multiplicity of analyses and outcomes.
Generaliqzability
　Generalizability (external validity) of the trial findings.

Overall evidence
    General interpretation of the results in the context of current evidence.

すなわち,
解釈
    研究仮説を考慮に入れて,結果の解釈,可能性のあるバイアスや不正確さの原因,そして解析やアウトカムの多さに伴う危険性.
一般化
    臨床試験の知見の一般化(外的妥当性).
全体としてのエビデンス
    エビデンスの現状の文脈からみた結果の一般的解釈.

したがって,Discussionの項を読むには,①研究仮説はなにか,②著者らは結果をどのように解釈しているか,③研究仮説を支持するような結果かどうか,④バイアスの可能性はあるか,⑤不正確さがどれくらいあるか,⑥統計解析における多重比較の問題が正しく対処されているか,⑦外的妥当性はどれくらいあるか,⑧全体として現在の医学知識に照らし合わせて矛盾がないか,といった点が適切に述べられているかどうかに注目する必要がある.これらの点の記述が不十分な論文はCONSORTに準じているとはいえず,質が低い可能性があるといえる[*1].

Interpretationについて

まず,この研究の仮説は,Introductionの部分に次のように記述されている.

"We hypothesized that surgical therapy would induce more weight loss, health benefit, and improvement in quality of life than nonsurgical therapy, and we have conducted a randomized, controlled trial comparing the effectiveness of current nonsurgical therapy with laparoscopic adjustable gastric banding in a group of mildly to moderately obese adults (body-mass

---

[*1] 論文の読者としては,研究対象がその結果を実際に適用しようとする患者と年齢,合併症,病期などの条件が同じかどうかをチェックして,その研究の一般化あるいは外的妥当性を評価するが,著者が臨床の場における一般的なその疾患の患者と研究対象となった患者(被験者)の相違についてどのように述べているかをチェックする.

index, 30 kg/m² to 35 kg/m²)."

すなわち，下線の部分の，「外科的治療は非外科的治療より体重減少，健康便益およびQOLの改善がより大きい」というのが仮説である．

それに対して，著者らの結果についての解釈は，Discussionの最初のパラグラフに論文全体のまとめとして，次のように記述されている．

"In our randomized, controlled trial of surgical and nonsurgical intervention, both groups showed improvement in weight, health, and quality of life. Patients in the surgical group had statistically significantly better outcomes in each area than those in the nonsurgical group. The extent of weight loss was equal for the 2 groups at 6 months. The nonsurgical group regained weight at 2 years, whereas the surgical patients continued to lose weight. Therapy did not fail in any surgical patient, except for the patient who withdrew before surgery."

すなわち，「われわれの外科的および非外科的介入のランダム化比較試験では，両群とも体重，健康，QOLにおける改善を示した．外科的治療群の患者は非外科的治療群よりもそれぞれの領域で統計学的に有意なよりよいアウトカムが得られた」と述べている．

これは，まさに仮説を支持する結果であることを述べている[*2]．

さらに，「6か月後の2群の体重減少の程度は同等であった．非外科的治療群は2年後に体重が再び増加したが，外科的治療群は引き続き体重が減少した」と述べている．

すなわち，仮説を支持する結果の内容について，より詳細に重要な点を記述している．ここで，著者らが強調したいことは，外科的治療による体重減少は少なくとも2年後にも確認できる，長期の効果であること，一方で，6か月程度におけるアウトカムの観察しか行っていない研究は不十分だということであろう．

さらに，「外科手術の前にやめた患者を除き，外科的治療のどの患者でも治療は

[*2] 仮説は帰無仮説（null hypothesis）と対立仮説（alternative hypothesis）があり，片方が正しければ，他方は間違っているという関係にある．その正しい可能性は統計学的に確率として算出される．通常は，正しいことを証明したい仮説が，対立仮説である．この論文でも，Introductionに述べられている対立仮説が正しいことが証明された．

失敗しなかった」と，この治療法の成功率が高いことを述べている．

さて，Discussion の 2 つ目のパラグラフでは，adverse events について記述されている．

バイアスや不正確さについての直接的な記述はされていない．

Generalizability について

それに続く，3，4，5 番目のパラグラフは "Limitations of our study"，すなわち研究の制限事項について述べているが，この部分が，generalizability に関する記述となっている．

たとえば 3 番目のパラグラフは，

"Several limitations of our study need to be recognized. First, the weight range of body-mass index that we chose for our study (30 kg/m^2 to 35 kg/m^2) may seem inappropriate for surgical treatment. We chose this weight category because it represents a "gray zone" between the generally accepted domains for nonsurgical and surgical treatment.

We recognize that principal guidelines for bariatric surgery (24, 25) do not include criteria for this group of patients; however, inclusion of the group makes our study important. Revision of those guidelines can only occur once data from this group are published. Furthermore, given the extensive observational data on relative effectiveness of bariatric surgery when the body-mass index is greater than 35 kg/m^2, we did not study severely obese patients."

すなわち，「われわれの研究には，いくつかの制限があることを認識する必要がある．第一に，われわれが研究のために選択した肥満度指数の範囲（30 kg/m^2 to 35 kg/m^2）は外科的治療に対して不適切にみえるかもしれない．一般的に受け入れられている非外科的治療と外科的治療の領域の中間の"グレーゾーン"に相当するので，われわれはこの体重の範疇を選択した．われわれは，肥満外科手術の主要なガイドラインは（24, 25）この群の患者に対する選択基準を含んでいないことを認識している；しかし，このグループを（対象として）含めたことは，われわれの

研究を重要なものにしている．それらのガイドラインの改定はこの群のデータが出版されてはじめて起きうる．さらに，肥満度指数が35 kg/m² 超のときの，肥満外科手術の相対的効果に関する多数の観察データを考えて，われわれは重度の肥満患者の研究を行わなかった」

　研究対象の採用基準として重度の肥満患者は含めていないので，肥満の患者の治療法という観点でみれば，一般的な意味でバイアスということもできる．真の意味での"選択バイアス"ということであれば，実際に解析対象となった，患者群が年齢，BMI（body-mass index）の分布や性構成，社会教育程度，肥満以外の合併症の率がこの肥満度の患者で母集団を正しく代表しているかどうかについては，著者らの記述はない．推測としては，この研究はMonash UniversityおよびUniversity of Melbourneから発表されており，オーストラリアの医療事情や人種，経済事情を反映する選択バイアスが存在すると推測される[*3]．

　以上を考慮したうえで，この研究結果を肥満度指数30 kg/m² 以上の患者も含めた日本人の肥満患者全体にあてはめてよいかどうか，extrapolation外挿できるかどうかは読者が適切に判断しなければならない．

　さらに，4番目のパラグラフでは，

"Second, the experience of the surgical team may not reflect general community surgical competence in the care of patients with laparoscopic adjustable gastric bands. Both surgeons had performed several hundred of these procedures and were experienced in providing follow-up and adjustment. A systematic review showed inverse correlation between the experience of the surgical team and incidence of early and late complications after band placement（13）."

　2つ目の制限として，外科医の経験が長いほど，術後の早期および遅発性の合併症の頻度が低くなることがシステマティックレビューで示されているが（外科診療チームの経験と合併症発生率に逆相関がある），研究に参加した外科医は，多数例の経験のある能力の高い医師であって，一般病院での外科医の能力を反映していな

[*3] RCTにおける4つの主なバイアスは，選択バイアスと実行バイアス，症例減少バイアス，検出バイアスである．治療の有効性を証明するうえで，対照群と介入群が介入以外の点でまったく同じといえるかどうかという視点で評価する．

いことをあげている*4．

さらに，5番目のパラグラフでは，

"Third, the incidence of adverse events, including the need for surgical intervention, was similar in both groups. However, we cannot conclude that the 2 programs were equally safe because the study was not powered to validly compare the groups for this variable."

3つ目の制限として，有害事象の頻度が2群で差がないことについて，この研究がその差を検出できるだけの検出力がないので，安全性が同等であるという結論を出すことには慎重でなければならないということを述べている．

全体として現在の医学知識に照らし合わせて矛盾がないか

Discussionの6番目のパラグラフで，"胃バンディング手術"に関する2001年までに出版された文献のシステマティックレビューを引用して，肥満治療全体における位置づけについて述べている．特に，Rou-en-Yバイパス手術とvertical banded gastroplastyとの比較で，5年後の時点でも減量効果には差がないこと，死亡率が1/10と低いことを述べ，パラグラフの最後で，肥満以外の病態に対する効果について次のように述べている．

"After laparoscopic adjustable gastric banding, major improvements have been described for type 2 diabetes, asthma, sleep apnea, hypertension, dyslipidemia, gastroesophageal reflux, and depression, and durable improvement occurs in the quality of life（27）."
［durable：長続きする，永続的な］

そして，さらに7番目のパラグラフで，2,000組を10年間フォローアップした非RCT "nonrandomized, comparative study in which 2,000 matched patient pairs have been followed for 10 years" を引用して，減量効果がopen gastric

---

*4 外科医の技術的能力の差や医療チーム，医療機関による差に適切に対処することが重要である．p.6の文献5を参照のこと．

restrictive stapling operations を受けた外科的治療群のほうが優れていることを述べている．

そして，最後のパラグラフでは，胃バンディング手術の有効性と，安全性が病的肥満，超肥満の患者ですでに示されており，この研究が軽度から中等度の肥満に対しても非外科的治療より，より大きな便益をもたらすことを述べている．

"Our study demonstrates that surgical treatment with the laparoscopic adjustable gastric band provides greater benefits than nonsurgical therapy for mild to moderate obesity and supports the findings of current observational studies of more severely obese patients. The procedure has been shown to be safe and effective in morbidly obese (29, 30) and superobese (31) patients. A broader application of the approach for the serious and common problem of obesity warrants consideration.[*5]"

このように，現在までの医学的知見の文脈における，自分たちの研究の位置づけについて記述しているのがわかる．

[*5] 引用文献の包括性については，著者らの責任が問われる．レフリーがもしそれを十分チェックしていない場合，偏った文献引用が行われると，医療が間違った方向へずれる可能性がある．自分の論文を支持するような文献だけを引用していないかチェックする必要がある．

Native's point of view

There are structured abstracts, structured thinking, etc. What does *structured* mean? Are *formulated*, *formatted*, and *structured* different? These may provide a framework with which one can write a document more easily than without them.

> *Structured* means *an organized pattern of identifiable components*. The verb *to formulate* means *to create or draw something up carefully and in detail*. The word *format* means *arrangement* or *layout*. Formatted data has a specific form, where each data record contains specific pieces of information in character strings contained in fields that are well-defined in size and order. The word *format* may also be used to describe the parameters of a meeting or other organized event, such as the location, the seating arrangement, the agenda, and the program order.

Quiz クイズ 15

クイズ A

次の文章は，［文献］の Discussion からの引用である．これを読んで，下線部分について以下の選択肢から正しいものを選ぶこと．

Laparoscopic adjustable gastric banding <u>has been shown</u> to be safe and effective in achieving weight loss, health benefits, and improved quality of life.

1. show の動作の主体はこの論文の著者らのことである．
2. show の動作の主体として特定の人や研究を指定できないので受身形が用いられている．
3. show の動作の主体は一般によく知られているある研究のことである．

クイズ B

次の文章は，［文献］の Discussion からの引用である．これを読んで，下線部分について以下の選択肢から正しいものを選ぶこと．

<u>A systematic review of literature</u> published up to September 2001 on the safety and efficacy of this procedure showed a mortality rate of 0.05%.

1. literature は文献という意味の集合名詞でありa systematic review と不定冠詞が付くのはおかしい．
2. 複数の文献が含まれるので literature は複数形にすべきである．
3. 複数の文献のシステマティックレビューの1つという意味で正しい．

文献：O'Brien PE, Dixon JB, et al. Treatment of mild to moderate obesity with laparoscopic adjustable gastric banding or an intensive medical program：a randomized trial. Ann Intern Med 2006；144：625-33. PMID：16670131

技 16 電子ファイルと辞書ソフトの利用

技の要点

1. 多くの医学雑誌が，論文の全文をオンラインで提供しており，HTML形式またはPDF形式の電子ファイルをダウンロードできる．
2. ダウンロードした電子ファイルでの語句を辞書で調べるには，PCにインストールできる英和辞書あるいは医学辞書を用いると瞬時に訳語を表示させることができて便利である．

現在，多くの医学雑誌が，論文の全文をオンラインで提供しており，HTML形式またはPDF形式で論文を読むことが可能である[*1]．PDF形式の場合に，論文中の図表を含め，カラープリンタで印刷した場合に紙の雑誌と同じものが得られる．HTML形式の場合には，図表は縮小して表示され，クリックすることによって拡大表示されるものが多い．

医学論文の発表について，従来，著作権を著者らから出版社へ委譲し，論文を利用する場合には使用料を出版社へ支払うのが一般的だった．しかし，多くの医学研究が公的な研究費の助成を受けて行われており，その成果物である論文の利用によって出版社が利益を得ることに対する批判がある．それに対応して，著者が出版社へ一定の金額を支払うことによって，全文をインターネットに公開し，無料で使用することを可能にする方向に移行しつつある．これにより，出版社は一定の利益を確保し，著者は論文の利用が促進されることによって引用回数が増加するというメリットが得られる．したがって，今後さらに医学論文の全文が，オンラインで，無料で，閲覧可能になる方向へ進んでいくものと思われる．

さて，HTML形式あるいはPDF形式の電子ファイルをダウンロードすることに

[*1] HTML：hyper text markup languageの略．ウェブページ記述用のプログラム言語．
PDF：portable document formatの略．印刷に適したフォーマットで，通常の紙媒体の雑誌と同じものが得られる．雑誌によっては，印刷された，いわゆる別刷りの配布をやめ，PDFファイルを与えて，それを著者らが印刷して使用することを認めているところもある．ただし，その場合でも，電子ファイルの配布には制限が付けられている．

よって，そのデータを直接コンピュータプログラムによって解析したり，利用したりすることが可能になる．ここでは，電子ファイル形式の論文を読む際に，辞書ソフトウェアを利用する利点について述べたい．単語の検索がきわめてスピーディーに行えるので，辞書を引く回数が多い初心者にとっては特に便利である．ここでは，英語そのものについての，解説ではなく，主に辞書のウェブサイト，辞書ソフトウェアについて紹介したい．

ここで取り上げる論文は，血清C-reactive protein（CRP）と虚血性心疾患の関連を解析した論文，Hong MK, Mintz GS, Lee CW, et al. Comparison of coronary plaque rupture between stable angina and acute myocardial infarction：a three-vessel intravascular ultrasound study in 235 patients. Circulation 2004；110：928-33.である[*2]．PMIDは15313951で全文が公開されている．

英和辞書のウェブサイト

インターネット閲覧用のプログラムは，ブラウザとよばれ，さまざまなものがあるが，現在，MicrosoftのInternet Explorer（IE）が最も広く利用されているブラウザソフトとなっている．IEでは複数のウィンドウを開くことができる．たとえばPubMedのホームページを開いた状態で，ファイルメニューから新規作成→ウィンドウを選択すると新しいウィンドウが開かれて最初は同じページが表示されるが，自由にホームページを表示させることができる．したがって，一つのウィンドウでPubMedのAbstractを表示させ，もう一つのウィンドウでオンラインの辞書や自動翻訳サイトを表示させることができる．

オンラインで利用できる英和辞書あるいは英英辞書のウェブサイトは多数あり，全部を紹介することは不可能なので，一部を❶に紹介する[*3]．

これらの辞書ウェブページを，PubMedのページあるいは論文の電子ファイルと

[*2] この論文の著者らの所属はMintz GSを除きDepartment of Medicine, University of Ulsan College of Medicine, Asan Medical Center, Seoul, Koreaである．したがって，英語はネイティブではなく，また日本人の英語とも感じが違う．Korean Englishの具体的な特長については，読んで感じてもらうしかない．印象の一つとしては，"culprit lesion plaque rupture"のように，名詞を修飾する語が，多数連ねられていることが多いように思われた．ハイフンで複数の単語をつなげる表現は自由につくることができるが，この論文では，"non-infarct-related artery plaque rupture"，"infarct-related artery" などが使われている．[culprit：原因となる]

[*3] Yahoo, excite, gooなどの検索サイトや，@niftyなどのプロバイダでもそれぞれさまざまな辞書をオンラインで提供している．

❶

辞書	辞書のURL	提供者
WebLSD（ライフサイエンス辞書）	http://lsd.pharm.kyoto-u.ac.jp/ja/service/weblsd/index.html	ライフサイエンスプロジェクト（http://lsd.pharm.kyoto-u.ac.jp/ja/index.html）
英辞郎 on the Web	http://www.alc.co.jp/	アルク（http://www.alc.co.jp/）
Merriam Webster（英英辞書）	http://www.merriam-webster.com/home.htm	Merriam Webster（http://www.merriam-webster.com/）
Yahoo! Reference（英英辞書）	http://education.yahoo.com/reference/dictionary/	Yahoo!（http://www.yahoo.com/）

一緒に開いた状態で，わからない単語があった場合には，コピー&ペーストで検索フィールドに入力し検索することができる．

PCにインストールして使用する辞書

　Logo Vista（http://www.logovista.co.jp/index.html）の日外25万語医学用語大辞典英和・和英対訳，研究社医学英和辞典，ジーニアス英和大辞典など，朝日出版社（http://www.asahipress.com/index.html）のE-DIC（イーディック）英和／和英CD-ROM for Windows，アルク（http://www.alc.co.jp/）の英辞郎第三版はPCのハードディスクにインストールして使用することができる．

　また，テクノクラフト（http://www.technocraft.co.jp/）のロボワードではさまざまな辞書が利用できるようになっており，英辞郎，新英和／新和英中辞典 for WindowsまたはforMacintosh（研究社），Interactive American Dictionary（ロングマン），Compact English Dictionary（オックスフォード），ステッドマン医学大辞典（メジカルビュー社），医学英和辞典（研究社），南山堂医学大辞典（南山堂），日外25万語医学用語大辞典英和・和英対訳（日外アソシエーツ），さらにフリーの辞書であるライフサイエンス辞書（ライフサイエンスプロジェクト）などが使用できる．ロボワードを用いると，単語の上にマウスをかざすだけで，辞書データを検索し，訳語が表示される．

英辞郎の使用

　英辞郎 第三版は，2,500円（税込）と安価で150万項目も収録しており，医学用

語も十分含まれている．プロの翻訳者・通訳者集団EDP（Electronic Dictionary Project：http://www.eijiro.jp/）がアップデートし続けている英和・和英データベースである．英語を入力すると日本語が，日本語を入力すると英語が表示される．さらに，自動検索をオンにすると，英単語を選択し，コントロールキーを押しながらCのキーを押すと（Ctrl＋C），すなわち，通常のコピーの操作をすると，ポップアップで訳語が表示される．したがって，HTML形式でもPDF形式でもダウンロードした電子ファイルを読む際に，わからない語句があれば，それをマウスで選択して，Ctrl＋Cを押せば，訳語が瞬時に表示される．

さらに，Viewメニューからポップアップ検索ウィンドウを表示させ，そのフィールドに英文をコピー＆ペーストで貼り付けると，単語上にマウスをかざすだけで，訳語がポップアップで表示される．

ここで取り上げた論文の全部をIEで表示させ，angina pectorisを選択して，Ctrl＋Cを押した状態を❷に示す（画面例はすべて英辞郎 第二版）．単語の選択は，その単語の上にマウスを移動させ，ダブルクリックすればできるので，単語をダブルクリックしてCtrl＋Cを押す操作により，瞬時に訳語の表示が可能である．

フレーズも登録されていれば，訳語が表示される（❸）．

また，動詞の変化形や名詞の複数形など語尾が変化した単語の場合，同様の操作で，それに対応した単数形など元の単語の訳語が表示される．たとえば，studiesを選択して，Ctrl＋Cを押せば，studyとして訳語が示される．また，マウスで必要な部分だけを選択したうえで，Ctrl＋Cを押せば，その部分だけの訳語が表示される．

PDFファイルでもまったく同じことが可能であるが，PDFファイルで，テキスト選択を可能にするには，PDFファイルのリーダーであるAcrobat Readerでテキスト選択ボタンをクリックしてテキストを選択できる状態にしておく必要がある（❹）．

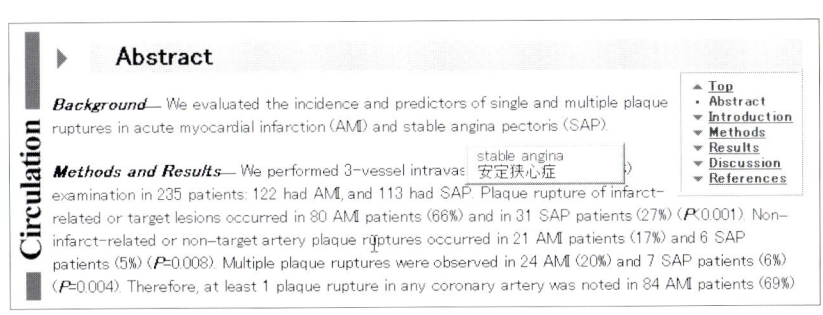

❷英辞郎の自動検索による訳語の表示．

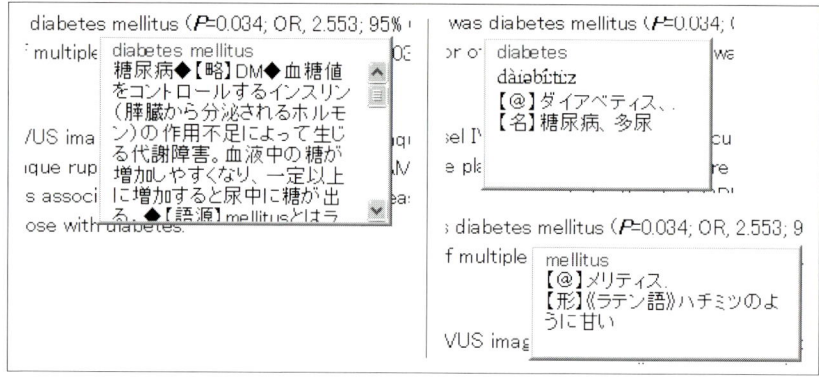

❸フレーズの場合
　フレーズを選択した場合と，それぞれの単語を選択した場合．

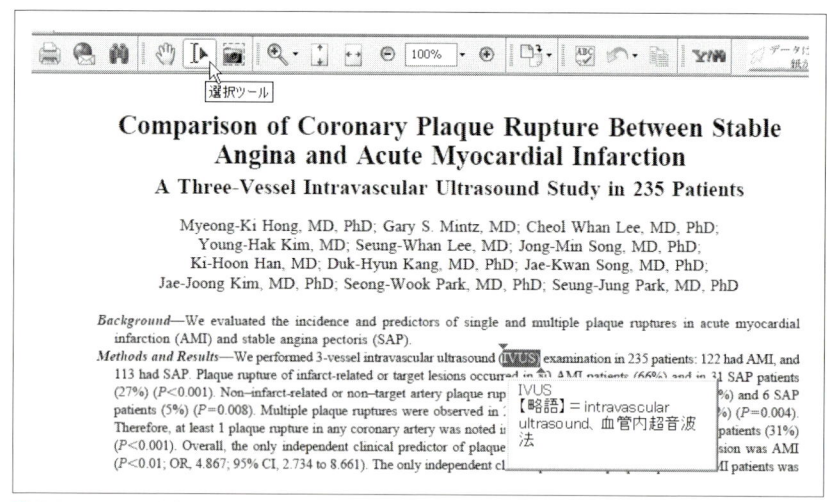

❹PDFファイルをAcrobat Readerで表示して，単語を選択し，英辞郎で訳語をポップアップ表示させた場合
　選択ツールをあらかじめクリックし，テキストを選択できる状態にしておく．

　さらに，ポップアップ検索ウィンドウを用いた場合には，マウスを単語の上にかざすだけで訳語が表示される（❺）．ポップアップ検索ウィンドウに文章をペーストする前に，一度メモ帳にコピー＆ペーストして，そこから，コピー＆ペーストすると，図などの余分な部分を取り除いて，ペーストすることが可能になる．
　英辞郎での自動検索のオン／オフは，メイン画面の自動検索というボタンをクリックすることによって，切り替えることができる．また，optionsメニューのショートカットキーの設定から，自動検索のオン／オフに特定のキーを割り付けること

```
Conclusions? Three-vessel IVUS imaging showed that culprit lesion plaque rupture, secondary remote plaque
ruptures, and multiple plaque ruptures were all more common in AMI patients than SAP patients. In AMI
patients, plaque rupture was associated with a high CRP level,    culprit                                    ure was
more common in those with diabetes.                               kˊʌlprit
                                                                  【@】カルプリット、【変化】《複》
                                                                  culprits、
                                                                  【名】刑事被告、罪人、犯罪者、
                                                                  犯人、容疑者、原因となるもの
```

❺ポップアップ検索ウィンドウを用いた訳語の自動表示

もできるようになっている．

自動翻訳

　さて，電子ファイルを対象に，通常の英語の辞書を調べるよりも，ずっとスピーディに，単語やフレーズを調べる方法について述べた．また，辞書で調べるのではなく，Abstract全体あるいは論文全体を自動翻訳してくれるウェブサイトやソフトウェアもある．それらを最初から利用していては，自分の英語の実力は向上しない．しかし，初心者が，急いで内容を把握したいような場合に限って，またベテランでも文章を入力する手間をできるだけ短くしたいような場合には，自動翻訳を利用することもありうるであろう．また，辞書を鍛えてプロが使用することもある．

Native's point of view

What is the difference between *guidance* and *guideline*?

Guidance and *guideline* share the root word *guide*, and they are both nouns grammatically. The former of these carries the abstract meaning that someone or something is in the process of guiding, or is capable of guiding, another person or another thing : a guidance counselor guides a student and canine teeth guide mandibular movement. The latter word, *guideline*, is concrete. A guideline is clearly defined (whether it is official or unofficial), and it recommends a specific action or behavior in response to a particular set of circumstances.

［abstract：抽象的な；canine tooth：犬歯；concrete：具体的な，明確な］

Quiz クイズ16

クイズ A

次の文章は，[文献] のAbstractからの引用である．これを読んで，下線部分について以下の選択肢から正しいものを選ぶこと．

We performed <u>3-vessel</u> intravascular ultrasound（IVUS）examination in 235 patients：122 had AMI, and 113 had SAP. Plaque rupture of infarct-related or target lesions occurred in 80 AMI patients（66%）and in 31 SAP patients（27%）（p＜0.001）. Non-infarct-related or non-target artery plaque ruptures occurred in 21 AMI patients（17%）and 6 SAP patients（5%）（p＝0.008）.

[AMI：acute myocardial infarction；SAP：stable angina pectoris 安定狭心症]

1. この論文のタイトルではthree-vesselとアラビア数字を使わず，threeと綴っているので，これもthree-vesselとすべきである．
2. vesselは複数形にして3-vesselsとすべきである．
3. このままでよい．

クイズ B

次の文章は，[文献] のMethodsからの引用である．これを読んで，下線部分について以下の選択肢から正しいものを選ぶこと．

Serum samples were collected just before coronary intervention and IVUS（1.4±1.9 days after symptom onset）. C-reactive protein（CRP）was measured by use of a high-sensitivity turbidimetric assay with a coefficient of variation of ＜<u>5%</u>（hs-CRP, Cobas Integra, Roche Diagnostics）. The low detection threshold of this method is <u>0.0064 mg/dL</u>.

[IVUS：intravascular ultrasound 血管内超音波法]

クイズ16

1. 5％の5と％の間はスペースを入れるべきである．
2. 0.0064 mg/dLは0.0064とmg/dLの間のスペースは不要である．
3. このままでよい．

文献： Hong MK, Mintz GS, Lee CW, *et al*. Comparison of coronary plaque rupture between stable angina and acute myocardial infarction：a three-vessel intravascular ultrasound study in 235 patients. Circulation 2004；110：928-33. PMID：15313951

技17 インフルエンザ治療に関するランダム化比較試験の論文を読む

技の要点

1. 研究デザインの記述はランダム化の方法や層別化の方法について注目すること.
2. 研究対象あるいは被験者の診断法について注意深く読み取ること.
3. アウトカムの測定法について十分検証されたものかどうかに注目すること.

　ここでは，今まで述べてきたことを総合的に活用して，論文を読むことを試みてみよう．方法としては，論文を最初から順番に読み進めるのではなく，まず読むに値するかを判断するために必要な箇所，次に，研究の質の判断をするために必要な箇所，そして，主な結果の部分と読み進めていく．つまり，自分が知りたいと思うことを探しながら読み進める．

　テーマとしては，インフルエンザに対するオセルタミビル（タミフル®）の治療効果を選んでみた．インフルエンザに対するオセルタミビルの効果はどれくらいなのか，患者に尋ねられた．そこで，その効果に関するランダム化比較試験，あるいは，そのメタアナリシスの論文について調べてみた．クリニカルクエスチョンは，「インフルエンザ感染患者（P）でオセルタミビルを服用すると（I），プラセボと比べて（C），症状は（O）改善するか？」である．

PubMedの検索

　PubMedを開き，influenza AND（oseltamivir OR tamiflu）AND（randomized controlled trial [pt] OR meta-analysis [pt]）の検索式で，RCTあるいはメタアナリシスの論文を検索してみた．引き出された文献のなかから，全文がフリーで公開されている次の論文を読んでみることにした．Treanor JJ, Hayden FG, Vrooman PS, et al. Efficacy and safety of the oral neuraminidase inhibitor oseltamivir in treating acute influenza：a randomized controlled trial. US

Oral Neuraminidase Study Group. JAMA 2000；283：1016-24. PMID：10697061 の PDF ファイルをダウンロードして英辞郎を起動して読み進めることにした．英辞郎の自動検索をオンにすることによって，語句を選択して，Ctrl キー＋C で訳を表示することができる．

Title と Abstract から内容を読み取る

まず，論文のタイトルからは，急性インフルエンザの患者が対象であること，経口投与されるノイラミニダーゼ阻害薬であるオセルタミビルの効果と安全性を RCT で解析した研究であることがわかる．次に，Abstract の Conclusions の部分を読むと，"Our data suggest that oral oseltamivir treatment reduces the duration and severity of acute influenza in healthy adults and may decrease the incidence of secondary complications." と書かれている．"Our data suggest that……" すなわち，「われわれのデータは……を示唆する」という控えめな表現が使われていることと，"……may decrease the incidence of secondary complications." と，ここでも「二次性合併症の頻度を低下させるかもしれない」という控えめな表現が用いられていることが著者らの研究結果に対する確信度が低いかのような印象を与え，ちょっと気になる．しかし，"……reduces the duration and severity of acute influenza in healthy adults……" と，「疾患の期間と重症度を減ずる」と書かれているので，臨床的なアウトカムが測定されていることは明らかであり，自分の知りたいことが書かれていることが推測される．さらに，Abstract の Main Outcome Measures の項目には，"Duration and severity of illness in individuals infected with influenza." と書かれており，「インフルエンザに感染した者の疾患期間と重症度」が主要アウトカム測定であることが確認できる．

研究デザイン

それでは，Methods の項の Clinical Study Design の見出しの部分を読んでみよう．"The study was conducted as a double-blind, stratified, randomized, placebo-controlled, multicenter trial conducted during the influenza epidemic season from January to March 1998 at 60 centers in the United States." すなわち，「この研究は 1998 年の 1 月から 3 月までのインフルエンザ流行期間に，合衆国の 60 施設で実施された，二重盲験，層別化，ランダム化，プラセボ対照，多施

設試験として実施された」．このなかで層別化がどのようにして行われたのかについては，この記述だけではわからないが，おそらく医療機関ごとにランダム割付をしたのではないかと推測される．あるいは，年齢で分けたかもしれない．すなわち，層別化因子として医療機関（センター）や年齢が用いられたことが推測される．

　そこで，ざっと，Methodsのほかの項目を眺めると，Drug Administrationの見出しの，最初のパラグラフに"Participants were randomly assigned to 1 of 3 treatment groups：oseltamivir, 75mg or 150mg orally twice daily, or matching placebo for 5 days. Randomization occurred at the time of study entry by telephone contact with an automated service that had sole access to the code key and was stratified by study site and smoking behavior."という記述があった．したがって，層別化因子は，地域すなわち医療機関と喫煙の有無であることがわかる[*1]．"sole"というのは，独占的なという意味であり，あるコードキー，おそらく特定の配列の番号を医療機関ごとに治験参加医師に配布し，登録センターに電話をかけて，エントリーしようとする被験者が喫煙者か非喫煙者かの情報を伝達すると，その医療機関用に作成された割付表に従って，順次治療群の割付を行ったものと推測される．さらに，この記述から，2群ではなく，3群の比較を行ったことがわかる．

研究対象

　さて，被験者の採用基準と除外基準がどうなのかも確認しておきたい．そこで，MethodsのParticipantsの見出しの部分をみると，"Previously healthy adults aged 18 to 65 years who presented within 36 hours of onset of influenza symptoms and who had documented oral temperature of 38℃ or higher at enrollment plus 1 or more respiratory symptom（cough, sore throat, or nasal symptoms）and 1 or more constitutional symptom（headache, malaise, myalgia, sweats and/or chills, or fatigue）were enrolled. Women were required to have a negative urine pregnancy test before drug administration."と書かれており，インフルエンザは，口腔で測定された体温38℃以上の発熱と咳などの呼吸器症状

[*1] 医療機関ごとに，来院患者の社会経済的状況が異なっていたり，重症度が異なっていたりする可能性があるので，層別化因子として医療機関を用いることは，多施設試験の場合によく行われている．

と頭痛などの全身症状など，臨床症状から診断されていること発症後36時間以内であれば，採用していることがわかる．

除外基準としては，"Individuals were excluded from the study if they had received influenza vaccination in the 12 months prior to the beginning of the study ; had active, clinically significant chronic illness or human immunodeficiency virus disease ; were receiving systemic steroids or other immunosuppressants ; or had a history of alcohol or drug abuse." と書かれている．上記の記述と合わせて，まとめると「18歳から65歳の健康な者」が被験者になったといえる．

しかし，臨床症状からの診断では，インフルエンザウイルス以外のアデノウイルスなど，ほかの原因による急性上気道炎が紛れ込んでくる．Abstract の Interventions の部分には，"Individuals were randomized to 1 of 3 treatment groups with identical appearing pills : oral oseltamivir phosphate, 75mg twice daily ($n = 211$) or 150mg ($n = 209$) twice daily, or placebo ($n = 209$).", そして，Results の部分には，"A total of 374 individuals (59.6%) were infected with influenza." と書かれており，なんらかの方法で，インフルエンザウイルスの感染を証明しているらしいことがわかる．すなわち，臨床的にインフルエンザと診断した例，すべてを試験の対象として，オセルタミビル75mgを1日2回投与，同150mgを1日2回投与，そしてプラセボ1日2回投与の3つの群のいずれかにランダム割付し，全症例を解析するとともに，後で，インフルエンザウイルスの感染が証明された例だけについても解析しているということである．そのような研究デザインを採用した理由は，インフルエンザウイルス感染の証明に時間がかかるためであることが，その検出法に関する記載を読むとわかる．

Methods の Laboratory Methods の見出しの部分に，"Anterior nose and posterior pharyngeal throat swabs for isolation of influenza virus were taken at baseline (day 0) and on days 1, 3, 5, and 7 of the study. …… Initial virus isolation was performed in primary rhesus monkey kidney cells, and all samples for an individual were tested in the same assay run.", すなわち，インフルエンザウイルスをアカゲザルの培養腎細胞を用いて培養して検出しているのである．さらに，"Serum samples for HAI [*2] antibody titer were obtained at baseline and on day 21 after enrollment.", と記載されており，抗インフルエンザウイルス抗

＊2　HAI は hemagglutination inhibition assay（赤血球凝集反応）の略．

体の測定も行っていることがわかる．そして，Case Definition の見出しの部分に，"For the primary efficacy analysis, laboratory-documented influenza infection was defined as isolation of influenza virus from nasal secretions and/or a 4-fold or greater HAI antibody response.", と，インフルエンザ症例の定義が述べられている．

アウトカムの測定

さて，「インフルエンザに感染した者の疾患期間と重症度」が主要アウトカム測定であることはすでに述べたが，より具体的な測定法については，Methods の Clinical Monitoring の見出しの部分に，"Participants recorded the severity of 7 influenza symptoms (cough, nasal obstruction, sore throat, fatigue, headache, myalgia, and feverishness) using a 4-point scale (0, absent ; 3, severe) twice daily for 21 days. Oral temperature was also taken by the patient with a digital thermometer twice daily and recorded on the diary card.", さらに，11-point visual analogue scale (unable to perform normal activity, 0 ; fully able to perform normal activity, 10) を用いて，日常活動を行う能力についても調査が行われたことが記載されている．また，11-point visual analogue scale (0, worst health and 10, best possible health) で，インフルエンザ罹患前の健康状態に比べての全体の健康状態についても評価されている．さらに，これらの尺度が 1997 年のオーストラリアでのインフルエンザ流行期に検証済みのものであることが述べられている．

そして，Efficacy End Points の見出しの部分に主要エンドポイントについて記載されている．"The primary efficacy end point was time to resolution of illness, defined as time from study drug initiation to time of alleviation of symptoms, among individuals with influenza infection. Symptom alleviation was considered to occur at the start of the first 24-hour period in which all influenza symptoms were scored 1 or less (mild or none) and remained so for 24 hours." すなわち，「主要エンドポイントはインフルエンザ感染患者における薬剤の投与から症状の緩和の開始までの時間と定義された疾患の解決までの時間であった．症状の緩和はすべてのインフルエンザ症状のスコアが 1 以下（軽度またはなし）になり 24 時間そのままの状態であった最初の 24 時間の始まりの時点で始まったと考えられた」．[*3]

有効性

それでは，そのEfficacyがどのようなものだったかResultsのClinical Outcomesの部分から引用しよう．"Both dose levels of oseltamivir resulted in statistically significant reductions in the duration and severity of illness among those infected with influenza virus. The duration of illness, defined as the time to the beginning of the first 24-hour period in which all influenza symptoms were rated as mild or less, was 103.3 hours（4.3 days）in the placebo group. In contrast, the duration of illness was reduced to 71.5 hours（3.0 days）in the 75-mg group, and to 69.9 hours（2.9 days）in the 150-mg group."重症度については，Abstractより引用すると，"Severity of illness was reduced by 38%（median score, 597 score-hours；P＜.001）with oseltamivir, 75mg twice daily, and by 35%（median score, 626 score-hours；P＜.001）with oseltamivir, 150mg twice daily, vs placebo（median score, 963 score-hours）．Oseltamivir treatment reduced the duration of fever and oseltamivir recipients returned to usual activities 2 to 3 days earlier than placebo recipients（P≦.05）."となる[*4]．

以上から，患者には，「オセルタミビルを1日2回服用すると，症状が楽になるまで平均で1日以上短くなります．症状も3分の2くらいに軽くなります，通常の活動に戻るのも2～3日早くなります」と説明できることになるであろう．

なお，本論文では，インフルエンザ様の症状を呈し，事後にインフルエンザが除外された症例も薬剤投与を受けている．これらの例も含めた全例での解析結果も示されており，有効性が証明されている．治療開始時点で最終診断がつけるのが困難な場合，この研究のようなアプローチも許容されるであろう．インフルエンザ迅速

＊3 用いた統計解析法については，次のように述べられている．"For the primary end point, comparisons were performed using a weighted Mantel-Haenszel test stratified for region and smoking status.
また，多重比較に対するP値の補正については，次のように記載されている．"Adjustments of P values for multiple comparisons of treatment groups were made for the primary end point, but not for other parameters."さらに，The within-group 95% confidence intervals（CIs）for medians were calculated using the method of Brookmeyer and Crowley."

＊4 重症度の比較に用いられた統計解析法については次のように述べられている．"For extent and severity of illness, the placebo group was compared with each active treatment group using an extended Wilcoxon rank sum test（van Elteren）stratified for region and smoking status."

検査を全例に施行して，陽性例だけを対象にする方法も可能と思われるが，この研究ではそのような方法をとっていない．

> ### Native's point of view
>
> Interpretation of a sentence may vary and can be individual. Interpretation of a medical paper may vary much more. What is necessary or important for you to be sure that your interpretation is the most common and appropriate?
>
> > The communication process is marvelous, complex, mysterious, and full of potential pitfalls and stumbling blocks. Nevertheless, we want to communicate with other humans and we *need* to communicate with other humans at a variety of levels and for a myriad of reasons. Inevitably, the communication process requires us to receive messages encoded by some sender and decode them, that is, we must interpret the messages and supply some meaning. In this respect, reading a medical paper is no different than all other acts of communication. Extracting meaning is really a creative act. We create a meaning that, like a scientific hypothesis, depends on what we know, what we expect, what we suspect, and other factors. The author of the text at hand does not place meaning directly into our brain, but rather guides us with words. We can never be absolutely sure that the set of concepts we generate is precisely the same as that of the author, but we can look for internal consistency and sensibility.
>
> ［stumbling block：障害物；myriad of：無数の；encode：符号化；decode：解読する］

Quiz クイズ17

クイズ A

次の文章は，[文献] のSafety Analysisの結果からの引用である．これを読んで，下線部分について以下の選択肢から正しいものを選ぶこと．

Upper gastrointestinal effects (nausea or nausea with vomiting) were reported more frequently in those receiving oseltamivir. For nausea, these rates were 7.4% (15/204) for placebo recipients, 17% (35/206) for recipients of 75-mg oseltamivir and 19% (29/205) for recipients of 150-mg oseltamivir (for <u>overall difference in the 3 groups</u>, P =.002 ; for differences between placebo and 75-mg and 150-mg oseltamivir, P =.002 and P <.001, respectively).

1. 3群における全体の差（overall difference in the 3 groups）とは3群の3つのペアの比較すべてに有意差があったという意味である．
2. differenceが単数形なので，3つの群が1つの母集団から由来するものではないということを述べている．
3. 正しくは，overall differencesと複数形にすべきで，3群の3つのペアの比較すべてに有意差があったという意味である．

文献：Treanor JJ, Hayden FG, Vrooman PS, et al. Efficacy and safety of the oral neuraminidase inhibitor oseltamivir in treating acute influenza : a randomized controlled trial. US Oral Neuraminidase Study Group. JAMA 2000 ; 283 : 1016-24. PMID : 10697061

技18 文脈と論理的思考の重要性

技の要点

1. 英語を日本語に置き換えて解釈するだけでなく，論理的に解釈することが重要である．
2. ときには，英語で考えて意味をとらえる必要があることもある．
3. どのような文脈のなかで書かれているかを正しくとらえる必要がある．
4. 1つの論文では判断しきれない場合に，複数の論文にあたると，別の表現がなされていても同じ文脈のなかで書かれていることがわかる場合がある．

　ここでは，臨床研究の論文ではなく，文献の批判的吟味に役立つ論文を取り上げて，その読み方について，考えてみたい．特に同じ概念が異なる文章で表現されている場合の解釈の仕方，文脈を正しくとらえることの重要性，これら2点に焦点をあてて，英語論文の読み方について述べたい．

　英語論文を読むことは，英語を読んで，日本語で考え・理解する作業になる．なぜなら，われわれ日本人は，通常日本語で考えているので，英語で述べられている内容，あるいは概念といったものを，日本語に置き換えて考え，それを人に伝えて，議論したりする．しかし，英語にはあって，日本語にはない言葉，英語にはあって，日本語にはない概念，英語の世界では当たり前なのに，日本語の世界では当たり前でない文脈がある．

　たとえば，福沢諭吉が，"バターのような軟らかさ"という英語の表現を，日本語にそのまま翻訳しても，バターを知っている日本人がほとんどいない時代には，理解されないので，"味噌のような軟らかさ"と翻訳したというエピソードに表されるような，英語の世界と日本語の世界のギャップは今でも存在する．特に，いつも日本語を話し，日本語で考えていて，英語の文章を日本語に置き換え，置き換えられた日本語で考えるということをしていると，本来の意味を取り違えることが起こりうる．日本語の世界に，英語の世界を無理やり合わせようとすると，間違った解釈をしてしまうことが起きうる．否定形の質問に対する答え方などもそのよう

な例といえるであろう.

ここで取り上げる論文は,

[論文1] Atkins D, Best D, Briss PA, et al. Grading quality of evidence and strength of recommendations. BMJ 2004；328：1490. PMIDは15205295で全文が公開されている[*1].

[論文2] Guyatt G, Gutterman D, Baumann MH, et al. Grading strength of recommendations and quality of evidence in clinical guidelines：report from an American College of Chest Physicians task force. Chest 2006；129：174-81. PMID：16424429（フリーの全文URL：http://www.chestjournal.org/cgi/content/full/129/1/174）である.

[論文1]は診療ガイドラインの標準化を目的に形成された国際的グループであるGRADE Working Groupが発表したもので,エビデンスの質と推奨の強さの等級づけ（grading）に関する論文である.

[論文2]は,American College of Chest Physicians（ACCP）,すなわち米胸部専門医学会が公式声明として発表したもので,ACCPの作成する診療ガイドラインと推奨におけるエビデンスの質と推奨の強さの等級づけについて記述したものである.後者の著者のなかにはGRADE Working Groupのメンバーが含まれているが,あくまでACCPが発表の主体であり,ACCPのTask force特別作業班が作成した報告である.

GRADE[*2]に関するBMJの論文のタイトルと注釈

まず,[論文1]のタイトルは,Grading quality of evidence and strength of recommendations.であるが,実際の論文では,BMJのEducation and debateという項に分類されていて,タイトルの下に著者が書かれているが,それはGRADE Working Groupとなっていて,このグループのメンバーの氏名は論文の最後,Referencesの前の部分に書かれている.さらに,通常の論文であれば,著者の次に,所属が書

[*1] [論文1]の日本語訳は津谷らによって,発表されている（津谷喜一郎,中山健夫,島村治子.エビデンスの質とお勧め度のグレーディング.薬理と臨床 2006：1241-54).本稿での日本語訳は筆者らのものであり,その引用ではない.また,あくまで英語論文を読みこなすための論文の資料として取り上げたものであり,その内容について議論するのが本稿の目的ではない.

[*2] GRADE
The Grades of Recommendation, Assessment, Development, and Evaluationの略である.

かれているが，この論文では，以下の文章が注釈のような形で書かれている．

"Clinical guidelines are only as good as the evidence and judgments they are based on. The GRADE approach aims to make it easier for users to assess the judgments behind recommendations.

すなわち，「診療ガイドラインはその元になるエビデンスと判断のよさと同じ程度のよさにしかならない．GRADEの取り組みは使用者が推奨の背景となる判断の評価をもっと容易にできるようにすることが目的である」．

ここで，"judgments"は"judgment"の複数形で，「いろいろな判断」があるので，複数形が使われている．具体的には，エビデンスの質から推奨を設定するまでの過程で，さまざまな判断が必要になるが，その判断が適切かどうかを評価するのにGRADE Working Groupの提唱する取り組み方（approach）を用いると，結果として適切な推奨を作成することが容易になる，と解釈できるであろう．したがって，ここでいう"users"はGRADE approachを用いる人のことであって，診療ガイドラインの使用者ではない．

BMJの論文の要旨

上記の文章に続いて，要旨（Summary）が書かれている．"Users of clinical practice guidelines and other recommendations need to know how much confidence they can place in the recommendations."すなわち，「診療ガイドラインやそのほかの推奨の使用者はその推奨がどの程度信用できるかを知る必要がある」．この文章における表現，"place confidence in…"は「……を信用する」という意味であるが，直訳すると，「…に確信をおく」ともいえる．「その推奨がどれだけ正しいと信ずることができるか」という言い方もできる．

Summaryはさらに続く．"Systematic and explicit methods of making judgments can reduce errors and improve communication. We have developed a system for grading the quality of evidence and the strength of recommendations that can be applied across a wide range of interventions and contexts. In this article we present a summary of our approach from the perspective of a guideline user."すなわち，「判断する系統的で明示的な方法は間違いを減らし，コミュニケーションを改善することができる．われわれは，広い範囲の介入と文脈で適用可能な，エビデンスの質と推奨の強さの等級づけのシステムを開発した．この論文ではガイドライン使用者の観点から，われわれの取り組み方のまとめを提示

する」．

さらに，"Judgments about the strength of a recommendation require consideration of the balance between benefits and harms, the quality of the evidence, translation of the evidence into specific circumstances, and the certainty of the baseline risk. It is also important to consider costs (resource utilisation) before making a recommendation." すなわち，「推奨の強さの判断には便益と害のバランス，エビデンスの質，エビデンスの特異的な状況への翻訳，そして，ベースラインリスクの確実性の考慮が必要である．また，推奨を作成する前には費用（資源の利用）を考慮することが重要である」．なお，"utilisation" は英語綴りで，米語綴りでは "utilization" となる．

Summary のこの部分で，GRADE approach では具体的にどのような要素に基づいて，推奨の強さを判定するかについて，述べられている．この部分に続いて，エビデンスの質と推奨の強さの等級づけのシステムの不一致が批判的吟味を促進し，その判断のコミュニケーションを改善する潜在能力を減ずることが述べられ．そして，彼らのシステム，すなわちGRADE approach が，これらの複雑な判断をガイドし，単純さと完全で透明な思考の必要性のバランスをとれるということが記述されている．原文は以下のとおりである．

"Inconsistencies among systems for grading the quality of evidence and the strength of recommendations reduce their potential to facilitate critical appraisal and improve communication of these judgments. Our system for guiding these complex judgments balances the need for simplicity with the need for full and transparent consideration of all important issues."

この部分の1つ目の文章は，主語が "inconsistencies"，すなわち「不一致」であり，動詞は "reduce" であるが，"improve" も同じ主語に対する動詞のようにもみえる．もし，そうだとすると，「エビデンスの質と推奨の強さの等級づけのためのシステムの不一致がこれらの判断のコミュニケーションを促進する」という意味になってしまい，矛盾した内容になってしまう．"reduce" のほうは，"their potential to facilitate critical appraisal" を減ずるという意味なので，「不一致が批判的吟味を促進する潜在能力を減ずる」という意味になり，矛盾はない．ここでの，"their" は "systems" のことをさしている．したがって，"improve" は potential にかかっていると解釈し，"their potential to improve communication of these judgments" とつながっているとすると，矛盾がなくなる．すなわち，「エビデンスの質と推奨の強さの等級づけのためのシステムの不一致がこれらの判断の

コミュニケーションを促進する潜在能力を減じる」という意味になり，矛盾がなくなる．

このような長い文章は理解を困難にする場合があるので，できるだけ短い文章に分割したほうが，理解が容易になったと思われる．

GRADEのエビデンスの質の評価と分類

さて，[論文1] では，エビデンスの質の評価について，Study design, Study quality, Consistency, Directnessの4つの要素から行い，High, Moderate, Low, Very lowの4段階に分類することを提案している[*3]．

さらに，推奨については，"Does the intervention do more good than harm？"という見出しの元，害と便益のバランス，さらには，効果の大きさ，信頼区間，それぞれのアウトカムの重要性による相対的価値，エビデンスの質，それぞれの医療環境など，ベースラインリスクの不確実性などを考慮するようにということが述べられている．

GRADEの推奨と推奨度の分類

ここで特に取り上げたいのは，推奨の分類に関する次の記述である．
"We suggest using the following categories for recommendations：

"Do it" or "Don't do it" — indicating a judgment that most well-informed people would make；

"Probably do it" or "probably don't do it" — indicating a judgment that a majority of well-informed people would make but a substantial minority would not.

これらの文章からは，推奨のcategoryすなわち分類は4つあることは，明白である．ここで読者の皆さんに考えていただきたい問題は，Strength of recommen-

---

[*3] randomized trial＝high，observational study＝low，any other evidence＝very lowからスタートし，なんらかのlimitation（−1），重大なlimitation（−2），重要な不一致（−1），直接性に関するなんらかの不確実性（−1）あるいは重要な不確実性（−2），不正確あるいはまばらなデータ（−1），報告バイアスの高い可能性（−1），強い関連のエビデンス（+1），非常に強い関連のエビデンス（+2），用量反応のエビデンス（+1），すべてのもっともらしい交絡因子が効果を減じている（+1）でスコアを減算あるいは加算して，最終的なエビデンスのグレードを決める（詳細は原文を参照のこと）．

dation 推奨の強さ（あるいは，推奨度）はいくつあると考えるかである．

それでは，［論文1］より後に発表された［論文2］のほうではどのように記述されているかみてみよう．この論文のAbstractのなかで，最初に，ACCPで作成される診療ガイドラインで用いられるエビデンスと推奨の等級づけを簡単で，透明性が高く，明確なものにするため，Task force が組織されたことが述べられている．次いで，"The working group examined currently available systems, and ultimately modified an approach formulated by the international GRADE group." と書かれている．すなわち，「ACCPのTask force が現在得られるシステムを調査し，最終的に国際GRADE グループにより作成された取り組み法を改変した」．ここでいう，"The working group" はACCPのTask force のことをさしている．

次いで，"The grading scheme classifies recommendations as strong (grade 1) or weak (grade 2), according to the balance among benefits, risks, burdens, and possibly cost, and the degree of confidence in estimates of benefits, risks, and burdens[*4]." と「その等級づけの仕組みは推奨を便益，リスク，負担，場合によっては費用と便益，リスクおよび負担の推定値の確信度の間のバランスに従って，強い（グレード1）あるいは弱い（グレード2）に分類する」．

さて，［論文1］の推奨の分類に関する記述と，ACCP task force の報告にある推奨の分類は違うものと考えるか，同じものと考えるか？

さらに，［論文2］には，Table 2—Grading Recommendationsでより詳細な分類が示されている．Grade of Recommendation/Descriptionの欄は，1A/strong recommendation, high-quality evidence, 1B/strong recommendation, moderate-quality evidence, 1C/strong recommendation, low-quality or very low-quality evidence, 2A/weak recommendation, high-quality evidence, 2B/weak recommendation, moderate-quality evidence, 2C/weak recommendation, low-quality or very low-quality evidence と分類されている．ここで，すべてを述べることができないが，1Aの分類のBenefit vs Risk and Burdensの欄には，Benefits

---

*4 risk は harm と同じ意味で，副作用などのこと，burden は通院や入院などの負担のこと，cost は金銭的な費用のことをさしている．cost は患者1人当たりの平均値を算出することができるであろう．burden も失われた時間などを尺度にして，平均値を出すことが可能かもしれない．risk あるいは harm は起きる率の推定値は求めることができるかもしれないが，頻度が低い場合には難しい場合もあろう．また，harm でも死亡に至る重篤なものから症状の軽い短期間で消失するものまでさまざまで，これらをどのように評価するか困難な場合もあると考えられる．harm，burden，costを合わせて，downside(s) という用語も使用されている．その場合，benefits と downsides のバランスと quality of evidence で strength of recommendation を決めるということになる．

clearly outweigh risk and burdens, or vice versa そして，Methodological Quality of Supporting Evidence の欄には，RCTs without important limitations or overwhelming evidence from observational studies そして，Implications の欄には，Strong recommendation, can apply to most patients in most circumstances without reservation と書かれている．すなわち，便益がリスクと負担を明らかに上回る場合あるいはその逆の場合で，重要な制限のないランダム化比較試験あるいは観察研究による圧倒的なエビデンスがある場合は，1A/strong recommendation, high-quality evidence とすることが述べられている．

ここで，vice versa と書かれていることから，リスクと負担が明らかに便益を上回る場合には，強い推奨であるが，それをしないこと，すなわち，"Don't do it" を強く推奨することを示していると考えられる．

以上から，［論文1］の推奨の分類は4つあるが，recommendation の強さの分類は2種類で，probably の付く場合が，weak recommendation となり，probably の付かない場合が strong recommendation となると理解すべきと考える．したがって，［論文1］と［論文2］は，推奨の強さに関しては，同じことを述べていると考える．

GRADE を取り上げた別の論文でも，As shown in Table 5, the strength of a recommendation is either 'strong' (i.e. 'We recommend you do it.' for a positive recommendation or 'We recommend you do not do it.' for a negative recommendations) or 'weak' ('We suggest you do it.' or 'We suggest you do not do it.').と述べられており，上記の解釈を支持している[*5]．

［論文1］の記述では，行う方向の Strong Recommendation は "Do it"，Weak Recommendation は "Probably do it"，行わない方向の Strong Recommendation は "Don't do it"，Weak Recommendation は "Probably don't do it" と表現されていると考えるべきであろう．さらに，GRADE Working Group のウェブサイト（http://www.gradeworkinggroup.org/intro.htm）の FAQ（Frequently Asked Questions）のなかにある，Recommendation の Strength に関する質問にも strong と weak の2種類であることが述べられている．

---

*5 Uhlig K, Macleod A, Craig J, *et al*. Grading evidence and recommendations for clinical practice guidelines in nephrology. A position statement from Kidney Disease：Improving Global Outcomes（KDIGO）. Kidney Int 2006；70：2058-65. PMID：17003817

論理的思考と文脈からの推測

[論文1]の上記のRecommendationの分類を読んだ際に，見かけ上は推奨が4種類あるが，推奨の強さ（あるいは推奨度）が何種類あるかを考えれば，positiveの方向（あるいはforの方向）とnegativeの方向（あるいはagainstの方向）でそれぞれ強い推奨と弱い推奨の2種類であることが論理的に考えればわかるはずである．

そして，ACCPのものも含めAmerican Thoracic Society（ATS）の論文[*6]などには推奨の強さが2種類であることが明確に書かれており，その部分に4種類を2種類に改変したという説明なしにGRADEを採用したという文脈[*7]のなかでは，もともと2種類であったと考えるのが妥当と思われる．

---

*6 Schunemann HJ, Jaeschke R, Cook DJ, et al. An official ATS statement：grading the quality of evidence and strength of recommendations in ATS guidelines and recommendations. Am J Respir Crit Care Med 2006；174：605-14. PMID：16931644

*7 GRADE approachあるいはGRADE systemはUpToDateでも採用されており，そのほか多くの学会や機関がこれをオリジナルのまま，あるいは若干の改変で採用している．それぞれの学会が論文としてそれを発表している場合もある．GRADE Working Groupのウェブサイトに紹介されている．いずれも，推奨の強さ（推奨度）が2段階であることは共通している．

Native's point of view

The meaning of "to address something" is sometimes difficult for the Japanese to understand. Why does "to address something" mean "to discuss, think about, or do something about a particular problem or question, especially with the aim of solving a problem?"

The key word *address* in this case has, at its root, the meaning *to speak to*. In particular, it connotes speaking to an audience, as in *The Gettysburg Address*. A speaker speaking to an audience often expresses ideas and concepts about a problem or question with the hope of moving toward a solution.

Quiz クイズ18

クイズ A

次の文章は，Am J Respir Crit Care Med 2006；174：605-14．PMID：16931644のIntroductionからの引用である．この文章を読んで正しいと思われる選択肢を選ぶこと．括弧のなかの引用文献は以下に示したが，文献2が［論文1］でGRADEのオリジナルを発表した論文である．

The Grades of Recommendation, Assessment, Development, and Evaluation (GRADE) working group has conducted a review of existing grading systems and developed a system for grading the quality of evidence and strength of recommendations of CPGs that addresses disadvantages of prior systems (2, 7, 8). These disadvantages include the lack of separation between quality of evidence and strength of recommendation, the lack of transparency about judgments, and the lack of explicit acknowledgment of values and preferences (2, 7, 9).

［CPG：clinical practice guideline，診療ガイドライン；address：対処する；disadvantage：欠点；acknowledgment：認知］

1. この文章はエビデンスの質と推奨の強さを決めるそれまでのシステムには欠点があることを述べているが，文献2で引用されている，GRADEのシステム［論文1］はそのなかに含まれる．
2. GRADE working groupがそれまでのシステムをレビューしそれらの欠点に対処した新しいシステムを開発したので，文献2で引用されている，GRADEのシステム［論文1］はそれまでのシステムには含まれていない．

文献：
2. Atkins D, Best D, Briss PA, *et al.* Grading quality of evidence and strength of recommendations. BMJ 2004；328：1490. PMID：15205295
7. Atkins D, Eccles M, Flottorp S, *et al.* Systems for grading the quality of evidence and the strength of recommendations I：critical appraisal of existing approaches The GRADE Working Group. BMC Health Serv Res 2004；4：38. PMID：15615589
8. Schunemann HJ, Best D, Vist G, *et al.* Letters, numbers, symbols and words：how to communicate grades of evidence and recommendations. CMAJ 2003；169：677-80. PMID：14517128
9. Guyatt G, Gutterman D, Baumann MH, *et al.* Grading strength of recommendations and quality of evidence in clinical guidelines：report from an American College of Chest Physicians task force. Chest 2006；129：174-81. PMID：16424429

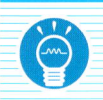

クイズの答えと解説

クイズ1 解答

クイズA

正解　3

　このパラグラフを要約すると，「気道感染に対して効果が証明されていないにもかかわらず，抗生物質が数多く処方されている」「抗生物質処方の決定は患者の期待など非臨床的な因子によってなされている」ということになる．これらは，本文で述べてきたように，このパラグラフのⒶIntroductionの部分とⒸConclusionの部分である．そして，どちらが「著者のいいたいこと＝読者に伝えたいメッセージ」を含んでいるかを考えてみよう．

　「抗生物質処方の決定は非臨床的な因子によってなされている」ということは，① 医学的根拠がないにもかかわらず抗生物質が処方されていること "Antibiotics are prescribed for no valid medical reason.", ② 患者の期待に応じて（おそらく数多く）処方されていること "Antibiotics are (probably frequently) prescribed in response to patient expectation.", ③ 非臨床的な因子に対する教育的介入によってこれらの処方を減らせるかもしれないということ "Educational interventions relating to the non-clinical factors may reduce these prescriptions." をすべて表している．特に，③はこの研究がどのようなものかを暗示していて，この後に続くパラグラフのConclusionの部分では，複数の介入によりprimary careにおける気道感染に対する抗生物質の処方を減らすことができるかを研究したことが述べられている．つまり，次のパラグラフへの橋渡しの役割も果たしている．

　以上から，このパラグラフで著者が最も伝えたいメッセージを表す文章はⒸの部分といえ，**正解は3**である．

クイズ2 解答

クイズA

正解　2

　取り上げた2つの論文は受身形と能動形の使用法について対照的である．［文献1］の論文では，ここで引用した部分以外でも主語としてweが多用されている．**正解は2**である．すなわちweは著者らをさしている．

クイズ B **正解　3**

　最初の文章の主語はBaseline differences between the special intervention and usual-care groupsであり，usual-care groupsではない．この文章の動詞はwereであり受身形となっている．その直前にあるusual-care groupsが主語であれば読みやすい文章といえるがそうではなく，differencesが主語で，differencesを修飾する語が前後についている．

　2つ目の文章も受身形であるがanalyzeの動詞の対象はcause-specific death rates and times to eventsであり，Kaplan-Meier product-limit methodではない．後者はanalyzeの手段である．

　さて，これらすべての受身形の文章は，weを主語とした文章にすることが可能であり，したがって**正解は3**である．

　それでは，実際にweを主語とした文章に変えてみよう．次のようになるが，元の文章と比べてどちらが読みやすいかといえば，やはりweを主語にして，能動形を使用した次の文章であることがわかる．

We tested baseline differences between the special intervention and usual-care groups by using *t*-tests for continuous variables and chi-square statistics for categorical variables. We analyzed cause-specific death rates and times to events by using the Kaplan-Meier product-limit method. We compared survival among groups by using the log-rank test. We obtained hazard ratios and adjusted analyses by using the Cox proportional-hazards model.

Q クイズ3　解答

クイズ A **正解　3**

　正解は3である．本文中で述べたように，evidenceは不可算名詞であり，抽象名詞である．したがってevidencesという複数は存在しない．この文章では総称的な意味でevidenceという言葉を用いており，特定のevidenceをさしているわけではない．したがって定冠詞theを付ける必要もない．from以下の句はevidenceのなかで，なにか特定のものを規定しているわけではなく，evidence全般をさしていると考えられる．

　また，practicingとmakingは動名詞であるが，目的語をとっているので無冠詞で用いられている．

クイズの答えと解説

クイズ B　正解　3

　最初の文章は，cliniciansと複数形が主語として用いられて，下線部分であるthe clinicianは，単数形で定冠詞theが付けられている．したがって，「その臨床医」という意味で用いられている．これは，診療ガイドラインが見つからないという事態に遭遇した臨床医を心の中で想定していると考えられる．次の文章でも同じくthe clinicianと単数形で定冠詞が付けられているが，これは同じ臨床医をさしていると判断される．

　clinicianは数えられる名詞で単数形であるが，a clinicianとすることも可能と思われる．どちらがより適切かに関しては，ネイティブスピーカーの間でも意見が分かれる可能性がある．また，論文中で同じ名詞にaが付いたりtheが付いたり，変化する場合もありうる．その場合は，著者が心の中で描いているものをより的確に表せるほうを選択しているはずである．すなわち，「ある〜」と言ったほうがよい場合と，「その〜」と言ったほうがよい場合と，「〜というもの」と言ったほうがよい場合があるということである．

　この例では，最後の文章で主語が再びcliniciansと複数形になっており，「臨床医というもの」という総称的な意味で用いられている．この場合，the clinicianと，単数形でtheを付けて総称的な意味とするよりも，複数形にしたほうがわかりやすい．したがって，**正解は3**であるが，2を正解としても間違いとは言えない．

Q クイズ4　解答

クイズ A　正解　2

正解は2である．仮説は現在形で述べるのが普通である．詳細は，仮説の述べ方（p.30）を参照のこと．

クイズ B　正解　3

正解は3である．内頸動脈疾患と認知障害の関係が直接的に証明されているわけではないので「かもしれない」という表現が用いられている．詳細は，本文で述べたとおりである．

Qクイズ5 解答

クイズ A　正解　2

　A more efficient strategy would consist of …と動詞が現在形ではなく，wouldが用いられている．すなわち，ここで述べられているあるアルゴリズム，an algorithm with a dichotomized decision rule, D-dimer testing, and CT，すなわち，2値化した決定規則，D-dimer測定とCTスキャンを用いた診断アルゴリズムがより効率的な戦略を構成するであろうと述べていて，現在形で事実として述べられていない点に注目する必要がある．より効率的な戦略であるというステートメントは，「D-dimerが低値の場合は，肺梗塞が除外できる」「CTスキャンの肺梗塞に対する感度はある程度高い」というevidenceに基づいて構築された理論的根拠に基づいていると考えられるので，**正解は2**である．この研究はこのrationaleをevidenceに変えるために行われたといえる．

クイズ B　正解　1

　ほぼ完璧に3か月フォローアップされて，その期間中に無症状であるか，症状が出現しても必要な検査を受けて肺梗塞が否定されれば，すなわち臨床的アウトカムが肺梗塞を除外していれば，肺の血管造影まで施行されていなくても，肺梗塞は除外していい，という考えを述べており，これは理論的根拠である．したがって，**正解は1**である．

Qクイズ6 解答

クイズ A　正解　3

　この文章では，to address three questionsのために，performed a systematic reviewを行ったと述べている．このaddressは名詞（宛名，アドレス，住所）ではなくて，動詞である．動詞としてのaddressはさまざまな意味で用いられ，日本人の感覚では理解しにくい場合がある．たとえば，"I addressed a letter to Mr.Togo." は「東郷さんに手紙を出した」，"The meeting was addressed by Dean Dr.Umemoto." であれば，「その会議で梅本学長が演説をした」，"You will have to address your complaints to the Head

Office." であれば，「苦情をヘッドオフィスへ直接話す必要があるでしょう」，"The president should be addressed as 'Mr.President'." は「大統領に話しかけるときは，ミスタープレジデントと呼ぶべきです」という意味になる．すなわち，それぞれ，「封筒や小包に宛名の住所・氏名を書く」「大勢の人に対してスピーチをする」「誰かに直接話をする」「誰かに話したり手紙を書いたりするとき，特定の肩書きや名称を使う」という意味である．この例では，"to discuss, think about, or do something about a particular problem or question, especially with the aim of solving a problem" の意味である．すなわち，「問題を解決して3つの質問に答えを出すため，システマティックレビューを行った」という意味である．したがって，**正解は3**である．

クイズ B 正解 2

2が正解．literatureはuncountable nounであるため，複数形がない．内容的には，複数の文献を含んでいると考えられるが，全体をまとめて取り扱っているように考え，単数形として扱う．したがって，不定冠詞aが付くことはなく，sが語尾について複数形を取ることもない．ここでは，文献，すなわち，"writings in literary form or books dealing with specific subjects, and valued as works of art, science, or technology" という意味であるが，文学という意味で用いられる場合もある．

クイズ7 解答

クイズ A 正解 1

取り上げた論文のAbstractの一番最後の部分，すなわち，Conclusionsの最後の部分は，次のように書かれている．

CT virtual colonoscopy using a three-dimensional approach is an accurate screening method for the detection of colorectal neoplasia in asymptomatic average-risk adults and compares favorably with optical colonoscopy in terms of the detection of clinically relevant lesions.

ここで，compares favorably with …という表現に注目しよう．「～と比べても遜色がない」あるいは「～と比べて勝るとも劣らない」という意味である．compareは自動詞として用いられている．

したがって，**正解は1**である．診断能においてin diagnostic performance, 同等であるsimilar toという意味である．なお，conventionalとは「従来の」あるいは「常套的な」という意味である．

クイズ B　正解　2

　新しい検査法の診断能は既存の検査法を至適基準gold standardとして比較されるので，至適基準の感度は100％となる．この研究でも，optical colonoscopyをreference standardとしてvirtual colonoscopyの感度を解析したので，前者の感度が100％であることは自明（self-evident）である．なお，reference standardはgold standardと同じ意味で用いられている．したがって，**正解は2**である．

　なお，it should have beenとは，「それがあるべきだったが実際にはなかった」という意味である．

　なぜ，the findings of the final, unblinded optical colonoscopy as the reference standardと，finalやunblinded（非盲検化）といった語句が付いているのかについては，論文のMethodsの部分を読まないと理解できないので，各自参照されたい．

Q クイズ8 | 解答

クイズ A　正解　1

　この文章は，取り上げた文献のAbstractのBackgroundの部分の2つ目の文章である．一見，Conclusionのように思われるかもしれないが，論文の結論として，"may be"「……かもしれない」というあいまいな表現が使われることは普通ない．そのようなあいまいな結論しか導き出せない論文に価値があることはまずないであろう．したがって，**正解は1**である．"to test whether……"は「……かどうかを調べる」という意味であり，"to determine whether……"，"to find out whether"，"to know whether"とも表現される．科学論文では，"may"は「可能性がある（……かもしれない）」という意味で用いられる．可能性があるので，研究を行う価値があるということになる．

　Abstractでは，さらにObjective（目的）が次のように続く．

OBJECTIVE : To test the safety of withholding additional diagnostic testing and heparin treatment in patients who have a negative D-dimer result at presentation (using the automated quantitative assay STA-Liatest D-di), regardless of their symptoms.

"test" は「検証する」，"withhold" は「控える」，"at presentation" は「診察時に」という意味である．この文章は主語が省略されているが，「目的」が主語に相当し，"The objective of this study is to test……" あるいは "The purpose of the present study is to test……" という意味である．

クイズ B 正解 2

この文章は，Conclusionの部分に書かれているものである．"seem to……" は，断定的な言い方を避けた表現であるから，著者らは結論に対してcautious（慎重）であることがわかる．著者らは，generalizabilityに対しては完全な確信をもっていないので，**正解は2**である．Conclusionでは，"may be"，"might be"，"seem"，"appear"，"apparently" などのあいまいな表現が使われることは少ないので，この例のような表現が用いられている場合，部分的に確信をもてない結果が含まれていると解釈すべきであり，主要な結果については確信をもっているはずである．

結論を述べる際の表現として，"In conclusion……" や "We conclude that……" といった表現が使われる．*Annals of Internal Medicine*の構造化抄録では，Limitationsの項目があり，generalizabilityについて次のように書かれている．

LIMITATIONS : There is no accepted diagnostic reference standard for recurrent DVT. The precision of the estimate of the incidence of venous thromboembolism on follow-up and the generalizability to settings other than an academic health center should be evaluated.

Q クイズ9 解答

クイズ A 正解 2

ここでいうtestingとは統計学的検定を行うことを意味している．多数の統計学的検定（multiple testing）に対する調整（adjustment）とは，統計学的検定におけるtype I errorすなわち第一種の過誤を起こす確率，これはαとよばれる，その上限値である有意水準を0.05に設定して，さまざまな検定を何回も実行す

ると，全体として，有意水準以下のP値を得る確率が高まるため，検定の回数に応じて，P値をより高い値に調整することである．具体的には，Bonferroniの方法，Holmの方法，Hochbergの方法，Benjamini & Hochbergの方法などが使われている（p.102の文献を参照）．

取り上げた論文でも，多数の統計学的検定が行われているが，P値をそのまま提示しているので，読者が自分で調整したP値を算出することが可能にはなっている．したがって，**正解は2**である．

なお，α，β，Powerおよび有意水準は以下のように定義される．P（x）という表記はxの起きる確率という意味である．

α＝P（type I error）＝P（帰無仮説が正しい場合にそれを棄却する）
αの上限値＝有意水準
β＝P（type II error）＝P（帰無仮説が間違っている場合にそれを棄却しない）
$1-\beta$＝Power 検出力＝P（帰無仮説が間違っている場合にそれを棄却する）

すなわちPowerとは帰無仮説が間違っている場合にそれを正しく棄却する確率のことである．

クイズ B　正解　2

このmeasuresはmeasureの複数形で，指標あるいは測定という意味と考えられ，手段という意味ではない．β細胞の機能をさまざまな方法で測定し，それらの測定値が血糖値の改善と相関していたという意味である．correlateは相関がある，相互に関連があるという意味であり，自動詞として使われている．したがって，**正解は2**である．

Qクイズ10　解答

クイズ A　正解　1

この場合のbetweenは"used to show a range of numbers"の用例と考えられる．すなわち，「0と3の間」という意味である．しかし，間という場合，両側を含むかどうかは，人によって受け取り方が異なる可能性がある．厳密にいえば，両側を含まない意味で用いられる場合もある．しかし，performance statusが1と2のことをさすのであれば，"performance status 1 or 2"という表現のほうがわかりやすい．ここでは，0から3の範囲（range）を示していると解釈するのが普通であろう．しかし，より正確に表現するのであれば，"performance status from 0 to 3"のほうが，適切である．実際，この論文のAbstract

では，Patients with stage ⅢB or Ⅳ non-small-cell lung cancer, with performance status from 0 to 3, were eligible if they had received one or two prior chemotherapy regimens.とfromを用いた表現になっている．したがって，**正解は1**である．

クイズ B 正解 1

According to......は"in a way that agrees with......"という意味であり，「……に従って」という意味である．centerは"place or building"の意味で，「場所」，すなわち「医療機関」である．したがって，場所（医療機関）によって層別化したという意味である．層別化要因として，医療機関を用い，レベルはそれぞれの医療機関としたということになる．別の言い方をすると，それぞれの医療機関ごとに，患者の重症度や医療レベルに差がある可能性があるので，医療機関ごとに分けて，そのなか（層）でランダム割付を行ったという意味である．層別化ランダム割付を行う場合，センターが層別化要因として用いられることが最近多いようである．この文章の意味を十分理解するには，英語の力だけでなく，EBMあるいは臨床試験や医学統計学の知識も必要になる．**正解は1**である．

Qクイズ11 解答

クイズ A 正解 3

use，utilize，employはいずれも日本語で「用いる」と翻訳されるが，それぞれニュアンスと使用目的が異なる．useは「ある目的を達成するための手段として物を用いる」という意味で，最も一般的な語である．utilizeは「ある物を実用的に，または有利に利用する」「利用する」「利益になるように物を用いる」「役に立つように用いる」という意味である．employは，「人を使う」（to use the services of someone），あるいは「時間，精力などを有効に費やす」（to devote to a particular purpose）という意味である．たとえば，to employ a person for a job，to employ time and energy in studyingというような使われ方をする．この例の場合，「フィッシャーの正確確率検定という統計学的方法をある解析に用いた」ということであるから，employは適切ではない．utilizeは使用可能かもしれないが，特に「役に立つように用いた」，というより，淡々と「用いた」という表現のほうが適切と考えられる．したがって，**正解は3**である．

また，We used Fisher's exact test to compare response rates between levels of potential predictors and rates of toxic effects between treatments.とweを主語にして，能動形を用いたほうがメリハリの利いた文章になる．

クイズB　正解　2

survivalはthe state of continuing to live or exist，すなわち生存という意味である．内容から考えても，数えられる名詞ではない．抽象名詞で不可算名詞である．したがって，複数形はない．無冠詞で抽象的な意味で用いられる．**正解は2**である．

Qクイズ12　解答

クイズA　正解　2

この文章では，"lost"はloseの過去分詞で，"initial weight"にかかっているようにも思えるが，もしそうだとすると，治療開始後の初期に起きた体重減少分の21.6％相当の体重が，平均して，2年後にも減少していたという意味になる．すなわち，選択肢1の解釈になるが，初期に起きた体重減少分の定義が困難であり，たとえば最初の2か月で減少した体重の21.6％というような意味を考えなければならない．しかし，それよりも治療開始時の体重すなわち"initial weight"の21.6％分の体重が減少していたと考えるほうが自然である．すなわち，"lost"はwith means of 21.6% of initial weight"にかかっており，「最初の体重の平均で21.6％」減少した状態であったという表現と考えられる．したがって，**正解は2**である．

しかし，このように形容する語句を対象とする名詞から離れて配置することは誤解を招きやすいので，できるだけ近くに配置する文章にすることが原則である．

クイズB　正解　3

"power"は「動力を供給する」という他動詞でこの文章のように受身形で用いられることが多い．しかし，内容から「有害事象を群間で比較するのに十分な」「統計学的パワー」すなわち「統計学的検出力」がなかったことを意味していると考えるべきである．したがって，**正解は3**である．書き換えると，"……, did not have statistical power to detect the rate difference of adverse events between two groups, ……" あるいは "……, did not have statistical power for comparing adverse events, ……" となる．ちなみに，本論文の Editors' Notes の Cautions の項には，"The study was not designed to detect uncommon adverse events." と書かれており，より平易な一般的な記述で同じメッセージが伝わるような文章になっている．

クイズ13 解答

クイズ A

正解　2

Improvement は非可算名詞としても用いられるが，可算名詞としても用いられる．意味としてはいずれの場合も，改善とか改良とか向上のことである．There has been an improvement in the patient's state. あるいは We need to make some improvements to the diagnostic procedure for autoimmune hepatitis. などの場合，可算名詞として用いられている．これらの場合には，個々の改善がいくつか想定されていて，その1つあるいはいくつかという意味で用いられている．Your English is much better but there's still room for improvement. では非可算名詞として抽象的な意味で用いられている．この例では，各ドメインでさまざまな程度の改善が認められたので，可算名詞として用いられ，複数形となっている．**正解は2**である．

クイズ B

正解　3

Percentage は百についていくらという割合，比率を表すものである．たとえば，What percentage of the patients are females? などと用いることができる．これを How many percentage of the patients are females? とはいわない．percent は数字の後にのみ使い，％と標記する場合は，数字の後に5％のようにスペースなしで続ける．この例では，さまざまな指標の変化を百分率で表したということなので，このままでよい．**正解は3**である．

クイズ14 解答

クイズA 正解 3

　この文章は,「この研究はまれな有害事象を検出するためにデザインされなかった」と訳すことができる.その意味するところは,サンプルサイズの設定が主要アウトカムに対して行われているため,有害事象については統計学的に有意差がない場合でも,本当に差がないのかどうかまでは言及することができないということである.したがって,**正解は3**である.

クイズB 正解 2

　"in line with……"は「……と一致して」という意味である.この文章では,2つの治療プログラム,すなわち腹腔鏡下胃バンディング手術と内科的治療において,起きるであろうと予期されていた有害事象のみが観察されたためこのような表現がされている.したがって,**正解は2**である.

クイズ15 解答

クイズA 正解 2

　受身形は動作の主体がその論文の著者らの場合や,なにか明確に指摘する必要がない場合にも用いられる.この例文では,「腹腔鏡下調節可能胃バンディングが,安全で減量の達成,健康便益およびQOLの改善において有効であることが示されてきた」ということを述べているが,"今までの研究によって"それが示されてきたという意味である.したがって,動作の主体が省略されていると考えられる.したがって,**正解は2**である.
　一方で,この文章では,どの研究のことをさしているのか不明であり,漠然としたあいまいな印象を与えることになる.科学論文においては,あいまいさは避けるべきなので,できるだけ受身形は避けたほうがよい.もし,どの研究がということが著者の頭のなかではっきりしているのなら,それらの論文を引用して,誰々がこういうことを示したという能動形の文章にしたほうが,漠然さがなくなる.

クイズ B 正解 3

　文献は複数あるはずである．それらを1つの塊としてみてliteratureという言葉が使われている．集合名詞であり，単数形で複数の意味であり，複数形はない．一方でA systematic reviewは1つのシステマティックレビューで不定冠詞が付いている．実際にいくつかのシステマティックレビューがあるかどうかはわからないが，複数あったとしてもそのなかの1つのシステマティックレビューであると考えていることになる．**正解は3**である．

Q クイズ16 | 解答

クイズ A 正解 3

　正解は3である．1から9までの数字は，通常アラビア数字ではなく，綴って，one, two, threeというように記述される．ただし，単位が続いて，名詞の前に置かれるときには，これら1桁の数字でも，アラビア数字で表現される．また，名詞の前に置かれている場合，その単位は単数形のまま用いられ，数字と単位の間はハイフンで結ばれる．たとえば，This patient was 6 years old when she started to have dyspnea. の場合は，6 yearsと複数形であるが，A 6-year-old patient visited our hospital because of dyspnea. の場合は，yearと単数形である．

　この文章の場合，vesselを単位と考えてよいかどうかという問題がある．「冠動脈の枝の血管内超音波検査」を「冠動脈1枝の血管内超音波検査」などと対比させて，著者らは血管数を単位と考えたということを表しているといえる．一方で，タイトルの文章では血管を単位として考えず，1桁の数字なので，three-vesselとしたのか，それは著者に聞いてみないとわからないし，CirculationのEditorがこのような2つの表現を受け入れた理由もEditorに聞いてみないとわからない．

クイズ B 正解 3

　正解は3である．％の場合には，数字との間にスペースは入れずに連続して書かれる．一方，％以外の単位の場合には，数字と単位の間にはスペースが置かれる．

クイズ17 解答

クイズA 正解 2

difference は可算名詞として使われ，複数形は differences である．この文章では，overall difference と differences と単数形と複数形の両方が使用されている．overall difference（全体としての差）とは3群を1つの母集団から由来するとの仮説の下での P 値を分散分析で求めたもので，正規分布に従わない場合には，Kruskal-Wallis 検定が用いられる．文章の続きで，differences between A and B and C という表現が出てくるが，3つ以上の間の比較の場合は，among が使われるはずである．しかし，between と2つの比較の場合に使用される言葉が使われているのは，between A and B と between A and C という2つのペアの比較が念頭にあったためと思われる．P 値も2つしか記載されていないので，プラセボと 75mg オセルタミビル，プラセボと 150mg オセルタミビルの比較で有意差があったということを述べたかったためと推測される．2つの差について述べているので，differences とこちらは複数形になっている．

以上より，**正解は2**である．

クイズ18 解答

クイズA 正解 2

"that addresses" と単数形の動詞が用いられているので，address の主語は，"a system for grading……" である．したがって，disadvantages of prior systems に対処した新しいシステムを GRADE working group が開発したということを述べている．したがって，prior systems（2, 7, 8）で引用されている文献は prior systems を引用しているわけではなく，GRADE working group がそれまでのシステムをレビューして新しいシステムを開発したことが記述されているので，引用されていると考えるべきである．

2つ目の文章も同様に，エビデンスの質と推奨の強さを分離していないこと，判断に関する透明性が欠けていること，明確な価値と嗜好の認知が欠けていることは，それまでのシステムの欠点（These disadvantages）のことをさしている．したがって，引用されている文献 2, 7, 9 はこれらの disadvantages について記載しているので，引用されていると考えるべきである．したがって，**正解は2**である．

通常，文章はある文脈のなかで書かれており，著者の文脈と読者の文脈にずれ

がある場合がありうる．その場合，ほかの論文も参照し，誤った解釈をしないような努力が必要であろう．異なる文脈が考えられる場合，それは疑問として残しておき，複数の論文を読んでから考えても遅くはない．

索引

欧文索引

A

abstract　75
　—のBackground　63
　—のconclusion　55，56，62，71
　—のMethods　64
　—のResults　65
address　135
adverse events　84，97，98
alternative hypothesis　106
American English　88
analyses 78
analysis 78
ancillary analyses　84
appear　30
argument　34

B

Body　8
Bonferroniの方法　99
British English　88
burden　133

C

claim　34
clinical question　→クリニカルクエスチョン
comment　37
Conclusion　8，10
　—の記述　36
consequence　102
consolidated Standards of Reporting Trials　→CONSORT
CONSORT　4，72，87
　—のホームページ　78
CONSORT statement　83，104
　—のResults　83，84
Control　3

cost　133
countable noun　15，19
Coxの比例ハザード分析　81
CQ→クリニカルクエスチョン

D

Design　3
Discussion　7，10
　—の最後のパラグラフ　71
　—の最初のパラグラフ　69，71

E

eligibility criteria　73
Entry Terms　52
evidence　34
exclusion criteria　74
Exposure　3

F

figure　8
figure legends　8
format　110
formulate　110

G

generalizability　104，107
GRADE 129，132，135
guidance　117
guideline　117

H

harm　4，83，99，133
　—に関する解析　100
Hochberg法　81
HTML形式　113
hyper text markup language→HTML形式
hypothesis　68
hypothesize　68

●153

hypothesized 68

I
imply 30
IMRAD 7, 8
information 41
intention to treat 90, 91
Internet Explorer 113
interpretation 105, 126
Intervention 3
Introduction 7, 8, 10

K
knowledge 41
Korean English 113

L
logical explanation 94

M
Materials&Methods 7, 8, 10
may 27, 30
meaningfulness 58, 59
medical subject headings →MeSH
MeSH 51
Methods 8
　　—のStatistical Analysis 67
　　—のStudy design 66
might 30
MOOSE 4
Multiplicity 81

N
narrative-based medicine 59
noun 15
null hypothesis 106
number of participants 53
Numbers analyzed 84, 90

O
outcome 3, 102
outcomes and estimation 84, 90

P
paragraph 8
participant flow 84
Participants 71, 72
Patients 3
PDF形式 112
PDFファイル 116
PE(I)COD 55
PECO 3, 49
perhaps 30
per-protocol analysis 91
PICO 3, 49, 50
plural forms 31
portable document format →PDF
possibly 30
power 80
probably 28, 30
prognosis 102
PubMed 51
PubMed Centra 56

Q
QUOROM 4

R
rationale 34, 94
rationale explanation 94
recruitment 84, 87
References 7
REMARK 4
result 10, 102
Results 7
　　—のPrimary End Point 68

索引

risk 133

S

sample size 53, 78
seem 30
singular forms 31
speculate 30
STARD 4
statistical methods 79
STROBE 4
structured 110
structured abstract 57
suggest 29

T

Tables 7
theの限定的用法 20
Title 55, 56, 57, 61, 62
TREND 4
type I error 80
type II error 80

U

uncountable noun 15
understandable 58

V

very 26

和文索引

あ

あいまいな表現 25, 30
アウトカムと推定 92
α エラー 80

い

医学主題見出し 51
一般化 105
イムラッド 7

う

受身形 12, 14, 78

え

英英辞書のウェブサイト 113
英辞郎 114, 115

英和辞書のウェブサイト 113
エビデンス 34

か

害 83
　—に関する報告のガイダンス 97
解釈 105
解析された人数 90
可算名詞 19, 21
仮説 106
　—の述べ方 30
　帰無— 106
　対立— 106
冠詞 18

き

起承転結 10

•155

く
クリニカルクエスチョン　3, 49, 55, 57
クリニカルクエスチョンの作成　49, 50

け
結論の記述　35
検出力　80

こ
構造化抄録　57
固有名詞　20

さ
サンプルサイズ　78

し
示唆　29
自動翻訳　117
主語　12
情報　41
除外基準　74

そ
層別化ログランク検定　81

た
段落　8

ち
知識　41
治療企図解析　91, 92

て
定冠詞　18, 20
データ　4
適格基準　73, 74

と
統計学的解析　79
動名詞　22

の
能動形　12, 14, 78

は
パーセントポイント　66
バイアス　108
　検出―　108
　実行―　108
　症例減少―　108
　選択―　108
パラグラフ　8

ひ
被験者　71
批判的吟味　3
非劣勢/同等性試験　4

ふ
不可算名詞　18, 21
不定冠詞　18, 19
文献検索　49

へ
ヘイズの定理　30

ほ
補助的解析　98
翻訳ソフト　4

ゆ
有害事象　98

ら
ランダム化比較試験　4

索引

り

臨床試験報告の統一基準　83
臨床上の疑問　55

ろ

ログランク検定　81
論理的思考　5，128

■ About the Authors 著者略歴

Toshio Morizane, M.D. & PhD 森實敏夫

1949	Birth in Ehime, Shikoku, Japan
1973	Graduated from School of Medicine, Keio University
1977	Graduated from Postdoctoral Course of Internal Medicine, Keio University
1977	Assistant of Internal Medicine, Keio University
1978	Department of Internal Medicine, Tokyo Municipal Ohkubo Hospital
1980	Instructor, Department of Internal Medicine, Keio University
1980	Research Associate, Lund University, Sweden
1983	Instructor, Department of Internal Medicine, Keio University
1986	Assistant Professor, Department of Internal Medicine, Keio University
1991	Professor, Department of Medicine, Kanagawa Dental College

Martin F. Peters マーティン・ピータース

1948	Birth in Strong City, Kansas, USA
1971	University of Kansas, B.S. in Education, Mathematics
1980	Northern Illinois University, M.S. in Education, Outdoor Teacher Education
1985	Instructor, Pacific Language School, Tokyo
1988 ～ 1999	Assistant Professor of English, Teikyo University, Department of Economics
1996	Harvard University, Special Student, Department of Astronomy
1999	Associate Professor of Medical English, Kanagawa Dental College

英語文献なんて怖くない！
スイスイ読むための18の技

2008年 4 月30日発行	初版第 1 刷発行© 〔検印省略〕
2008年12月 1 日発行	第 2 刷発行
2010年 1 月15日発行	第 3 刷発行
2012年 5 月 1 日発行	第 4 刷発行

著　　者	森實敏夫，マーティン・ピータース
発行者	平田　直
発行所	株式会社 中山書店
	〒113-8666　東京都文京区白山1-25-14
	TEL 03-3813-1100（代表）　振替 00130-5-196565
	http://www.nakayamashoten.co.jp/
装　丁	臼井デザイン事務所
DTP・本文デザイン	株式会社トライ
印　刷	中央印刷株式会社

Published by Nakayama Shoten Co., Ltd.　　Printed in Japan
ISBN978-4-521-73020-2

・本書の複製権・上映権・譲渡権・公衆送信権（送信可能化権を含む）は株式会社中山書店が保有します．

・[JCOPY]〈（社）出版者著作権管理機構委託出版物〉
　本書の無断複写は著作権法上での例外を除き禁じられています．複写される場合は，そのつど事前に，（社）出版者著作権管理機構（電話 03-3513-6969，FAX 03-3513-6979, e-mail : info@jcopy.or.jp）の許諾を得てください．

　本書をスキャン・デジタルデータ化するなどの複製を無許諾で行う行為は，著作権法上での限られた例外（「私的使用のための複製」など）を除き著作権法違反となります．なお，大学・病院・企業などにおいて，内部的に業務上使用する目的で上記の行為を行うことは，私的使用には該当せず違法です．また私的使用のためであっても，代行業者等の第三者に依頼して使用する本人以外の者が上記の行為を行うことは違法です．

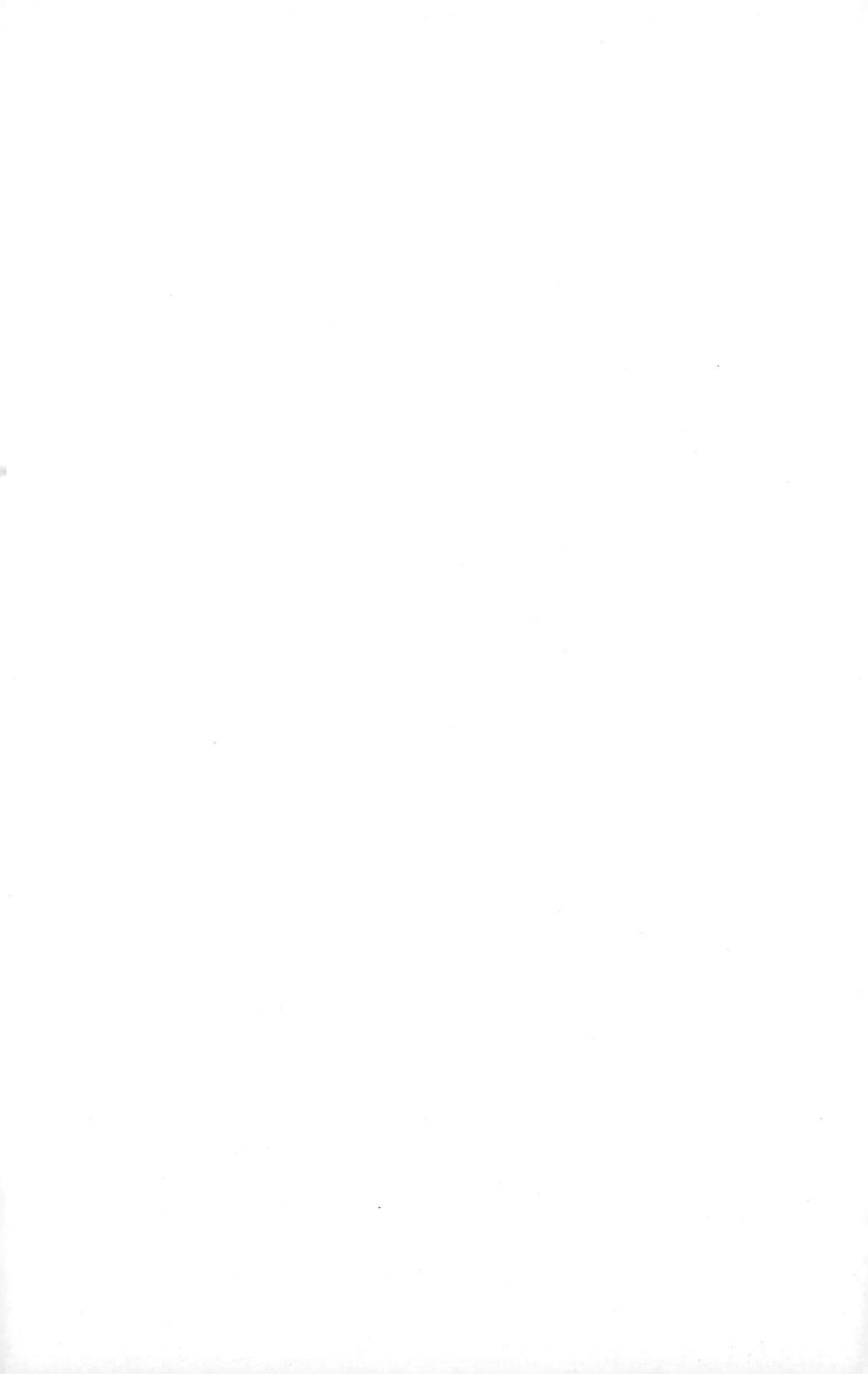